膝关节韧带嵌压固定
Press-Fit Fixation of the Knee Ligaments

主编 （德）格诺特·菲尔迈特（Gernot Felmet）

主译 鞠晓东 杨青山 孙学成

北方联合出版传媒（集团）股份有限公司

辽宁科学技术出版社

First published in English under the title
Press-Fit Fixation of the Knee Ligaments
by Dr. Gernot Felmet
Copyright © Springer Nature Switzerland AG, 2022
This edition has been translated and published under licence from
Springer Nature Switzerland AG.

©2024，辽宁科学技术出版社。
著作权合同登记号：第06-2024-35号。

图书在版编目（CIP）数据

膝关节韧带嵌压固定 /（德）格诺特·菲尔迈特（Gernot Felmet）主编；鞠晓东，杨青山，孙学成主译. — 沈阳：辽宁科学技术出版社，2024.7
ISBN 978-7-5591-3517-9

Ⅰ．①膝… Ⅱ．①格… ②鞠… ③杨… ④孙… Ⅲ．①关节—关节韧带—修复术 Ⅳ．①R686.5

中国国家版本馆CIP数据核字（2024）第059375号

出版发行：辽宁科学技术出版社
　　　　　（地址：沈阳市和平区十一纬路25号　邮编：110003）
印　刷　者：北京捷迅佳彩印刷有限公司
经　销　者：各地新华书店
幅面尺寸：210mm×285mm
印　张：11
字　数：270千字
出版时间：2024年7月第1版
印刷时间：2024年7月第1次印刷
责任编辑：吴兰兰
封面设计：袁　舒
版式设计：袁　舒
责任校对：王春茹

书　号：ISBN 978-7-5591-3517-9
定　价：128.00元

投稿热线：024-23284363
邮购热线：024-23284502
E-mail:2145249267@qq.com
http://www.lnkj.com.cn

译者名单
Translators

主　译

鞠晓东　北京大学第三医院运动医学科

杨青山　甘肃省人民医院骨科

孙学成　潍坊市人民医院创伤骨科

副主译

王　军　潍坊市人民医院关节外科

王俊国　青岛市中医医院骨关节与创伤外科中心

牛立峰　南通市中医院骨伤科

译　者（按照翻译章节划分）

辅文及第1、2章

杨青山　甘肃省人民医院骨科

施送波　甘肃省人民医院骨科

王兴博　甘肃省人民医院骨科

第3、4章

孙学成　潍坊市人民医院创伤骨科

赵　杰　潍坊市人民医院创伤骨科

杨晓明　潍坊市人民医院创伤骨科

滕延斌　潍坊市人民医院创伤骨科

第5章

鞠晓东　北京大学第三医院运动医学科

刘振龙　北京大学第三医院运动医学科

邵嘉艺　北京大学第三医院运动医学科

第6、7章

王　军　潍坊市人民医院关节外科

孙雪冬　潍坊市人民医院关节外科

高晓鹏　潍坊市人民医院关节外科

王聪聪　潍坊市人民医院关节外科

刘士伟　潍坊市人民医院关节外科

刘晓光　潍坊市人民医院关节外科

第8、9章

牛立峰　南通市中医院骨伤科

冯　韬　南通市中医院骨伤科

丁　秋　南通市中医院骨伤科

吕烨华　南通市中医院骨伤科

第10、11章

王俊国　青岛市中医医院骨关节与创伤外科中心

吴滨滨　青岛市中医医院骨关节与创伤外科中心

董志伟　青岛市中医医院骨关节与创伤外科中心

梁　成　青岛市中医医院骨关节与创伤外科中心

序言1
Foreword 1

　　膝关节交叉韧带损伤的手术治疗始于20世纪初，主要应用阔筋膜、腘绳肌腱、部分受损的半月板来进行缝合和自体组织重建，后来应用髌腱（髌韧带）和股四头肌腱进行移植重建。无内植物的锚定技术是出现于第二次世界大战后，特别是在德国Rostock的Brückner通过螺钉固定胫骨移植物，并描述了髌腱的无内植体物的锚定。此时并没有充分考虑交叉韧带的详细解剖。

　　1990年在Stockholm举行的欧洲运动创伤、膝关节外科和关节镜学会（ESSKA）上，首次提出了对这一技术原则的根本改变：即将游离的髌腱移植物翻转，从胫骨结节处带骨块离断，用带胫骨结节骨块的移植物准确地替代股骨的解剖止点，此时移植物的扁平双束结构与天然的前交叉韧带基本相吻合。

　　随着对交叉韧带解剖结构及其功能的关注增多，使我们必须摒弃生理学上不正确的等长理论。以解剖学为导向的手术技术所取得的长期良好效果也在新的文献中得到证实。

　　这本书中提出应用腘绳肌腱重建膝关节韧带的无植入物锚定技术是髌腱作为移植物重建技术基本理念的合理发展，如果我们身体自体组织不被植入物压迫或损坏，它会愈合得更好，手术成本会降低，也会大大方便进行翻修手术，这些是始终要考虑的。

　　这些理念的提倡者在交叉韧带手术中一直举步维艰，工业化固定材料生产商为了商业竞争选择忽视了这些理念，由于这些显而易见的原因，他们忽略或搁置了生物自身愈合优于手术修复的基本想法。

　　这本书非常有趣，值得推荐给所有膝关节外科医生，书中除了介绍膝关节韧带手术的一般原则之外，还详细描述了令人大开眼界的半腱肌的特殊免植入物技术。

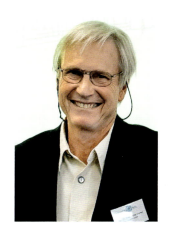

Peter Hertel

Klinik Sanssouci

Potsdamm, Berlin, Germany

序言2
Foreword 2

　　膝关节是人体最迷人、最复杂的关节之一。它的复杂性源于其解剖结构的多变性。正如欧洲膝关节外科教父Werner Müller曾经说过，膝关节的解剖结构是多变的，唯一不变的就是它的多变性。其复杂的功能是由股骨、胫骨、髌骨和腓骨等骨骼结构以及韧带、肌腱、肌肉和关节囊等软组织结构最佳相互作用的结果。一般来说，膝关节的每项功能都是众多解剖结构共同作用的复杂结果。在我们的日常活动中，膝关节承担着身体的大部分重量，可以进行大范围的屈伸和内外旋转运动。膝关节运动学的主要原理是滚动、滑移和旋转。膝关节有6个自由度的运动范围。旋转运动包括屈伸、内外旋和内外翻。平移运动可在前后、内外侧方向进行，也可通过垂直压缩和牵拉进行。所有这些自由运动的模式装配合成了一个复杂的膝关节运动功能组合。

　　恢复膝关节解剖结构是我们手术最重要的关键点，无论怎样强调都不为过。只有外科医生了解正常的解剖结构才能修复膝关节受损的解剖结构。我们对解剖学的了解及膝关节功能的理解和膝关节术后的效果一样重要。

　　手术技术是一个至关重要的因素，这种技术决定是否能最大限度恢复患者的个体解剖结构，同时不伤害到其他正常结构，例如前交叉韧带（ACL）重建手术中留下的骨道就像烧焦的桥梁。前交叉韧带止点部位的解剖结构在大小和形状上各不相同，但我们在确定移植物的大小和位置时经常没有考虑到这种差异性。原生态前交叉韧带的残余物在大小和用途上也会有所不同。外科医生需要决定是切除全部前交叉韧带残端，还是仅部分切除或者纳入重建的前交叉韧带中。

　　在这本书中，我们有幸从这位在膝关节重建手术上拥有丰富经验的伟大膝关节外科医生身上了解到，在过去几十年中，作者在前交叉韧带重建手术中研发并成功测试了采用嵌压固定和骨填充骨道的生物学和解剖学技术。此外，本书还介绍了骨钉的更大应用范围，并为翻修手术提供了多种解决方案。《用愈合反应拯救前交叉韧带》这本书提醒您谨慎处理生物资源。同时，书中还提到使用与类似富血小板血浆（PRP）的生物再生和修复措施，希望这些措施能在未来为我们提供更好的手段。除此以外，作者还对手术后的全面检查和质量控制进行了有理有据的阐述，并以其多年的经验对康复、重返运动场或赛场进行了非常全面的分析。

本书对膝关节常见的生物学和解剖学韧带重建技术进行了历史回顾，并给出了积极的展望。书中包含了成为膝关节外科医生的诊断、手术、翻修和康复手册的实用指南。

希望大家喜欢阅读本书，让我们共同关注膝关节重建手术的美好未来。"这就是学习，会让你以一种新的方式突然明白一些你这辈子都似乎不明白的事情"。

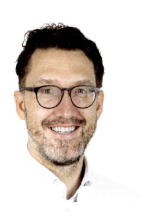

Michael T. Hirschmann

Department of Orthopedic Surgery

and Traumatology

Kantonsspital Baselland

Bruderholz, Switzerland

Department of Clinical Research, Research

Group Michael T. Hirschmann, Regenerative

Medicine and Biomechanics

University of Basel

Basel, Switzerlan

序言3
Foreword 3

　　在古代，膝关节韧带的治疗向来都是著名的h'iatroi医生的主要工作，他们是Avicenna、Hippocrates、Persians和Egyptians的医生。Herodicus是奥林匹克运动员的h'iatroi医生，作为一名古代运动保健医生，他与来自邻近科斯岛的Hippocrates曾相互竞争，他当然对这些韧带有着非常好的了解。

　　1543年，Andreas Vesalius在他的世界名著《关于七本书中的人体结构》中，用精确的图画展示了人体解剖学，其中包括了交叉韧带的膝关节解剖学。

　　这些都吸引了运动创伤学的现代整形外科医生，以至于他们试图重塑500年前维萨留斯所展示的解剖画面，寻找解剖学和技术解决方案来重建这个看似很短的前交叉韧带（ACL）。ACL在运动中发挥着非常重要的作用，提供了生物力学上足够的、持久的、令人满意的稳定效果，因此重建需要尽可能地接近原始解剖。下边是参与膝关节韧带稳定的伟大膝关节外科医生的部分名单。他们每个人都试图寻求一种不同的方式来实现主要ACL重建的手术目标。这其中就包括Cabot、Lindemann、Trickey、Augustine、Wittek、zur Verth、Slocum、Larson、Helfet、Hughston、O'Donoghue、Trillat、McIntosh、Ellison以及其他许多医生也尝试着用韧带、软组织和周围肌腱来动态稳定膝关节。也有一部分人尝试使用截骨术等骨矫正来解决膝关节前方不稳定的问题。然而大部分医生仍然依靠肌腱和韧带的移植，并且使用增强韧带的装置，例如肯尼迪的LAD人工韧带和置入其他强壮的人工韧带，例如Goretex，但是这些非常强壮的韧带，比正常的前交叉韧带强度更大，它们也可能会在胫骨骨道的关节出口造成撕裂。

　　在髌骨–肌腱–骨（BTB）和腘绳肌腱相互竞争的时候，各种工业发展的新材料用于脱位治疗，使得手术变得更容易、更好并且更快。

　　除了带来良好的手术结果，也会造成骨道增宽并且移植肌腱松动，会留下明显的孔洞，使得翻修困难。这个时候，BTB的重建效果再一次变得更加突出，具有韧带末端快速骨对骨愈合的优点。Brückner的技术是当今BTB手术的主要例子，包括了那些没有外部固定材料的，Hertel是嵌压重建技术的早期代表。

　　本书没有受到当时已有技术的影响，而是以手术方法为基础，在设计上非常高效。作者以清单列表形式讨论了损伤分析、现代诊断和治疗的各个方面，这种嵌压固定技术（Press-fit Anchorage）的关键是始终如一地保护生物资源。使用该固定系统能够接近复制韧带在解剖结构的带状止点。作者还精确地描述了作用于膝关节运动学合理的移植物张力。此外，现代的治疗策略例如"拯救前交叉韧带"、愈合反应和PRP-自体疗法也被提出。作者同样讨论了个体移植物的选择、康复以及重返体育和比赛，这也是这本书为什么再一次被高度推荐的原因。

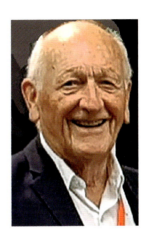

Werner Müller

Orthopaedic Surgery Emeritus

at the University of Basel

Basel，Switzerland Foreword

序言4
Foreword 4

在交叉韧带重建手术开展的早期，由于除了克氏针和螺钉外，几乎没有其他材料可用于在骨道内实现移植物的刚性固定，因此那时候人们使用无植入物的加压固定技术。在20世纪60年代初，Jones和Brückner很早就与骨-髌骨-肌腱移植物结下了不解之缘。但解剖学上将骨-肌腱-骨无植入物移植固定技术引入交叉韧带移植领域的是来自柏林的Peter Hertel。在1990年斯德哥尔摩举行的ESSKA会议上，来自柏林的Peter Hertel向世界交叉韧带方面专家介绍了解剖学上的骨-肌腱-骨无植入物固定术。在随后的几年中，越来越多的植入物被研发出来，以实现移植物刚性固定，但是其中一些材料会破坏骨道入口附近移植物的胶原结构。随之而来的是应用钛螺钉固定股骨骨道内的腘绳肌腱很快出现了很高的翻修率。

Gernot Felmet重点关注了使用骨块进行各种移植手术，他提出在靠近骨道入口的位置使用自体骨组织进行"带状"植骨固定。

在日常手术实践中，德国大多数医院的前交叉韧带（ACL）重建手术费用报销情况不佳，尤其是患者在门诊治疗情况下。只有在手术量较大的医疗中心才会有经济效益，因此也会造成医院的耗材成本较高，而移植物骨道定位的质量控制比较差，进而造成手术翻修率很高。

Gernot Felmet在研发用于保存骨量的器械方面做出了杰出的贡献，并实现了他的梦想。这为我们所有目前可用到的前交叉韧带移植物提供了生物学上更优越的固定方式。当矫形外科界还在热衷于研究双骨道或前外侧韧带重建时，他已经成功地保留了自己的想法。

本书重点关注介绍了新一代前交叉韧带手术：安全、解剖学、生物力学、高效、低成本。

　　所有这些都将为我们带来良好的治疗效果，使我们能够更专注于患者的康复和重返运动场，并降低移植物再次断裂和对侧十字韧带损伤的可能性。

　　祝愿Gernot前程似锦，祝愿所有读者都能与Gernot共享过去25年来的工作成果。

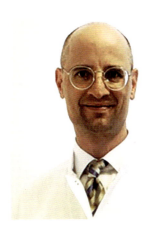

Michael Jagodzinski

Agaplesion Ev. Klinikum Schaumburg

Obernkirchen，Germany

序言5
Foreword 5

　　作者除了展示独特的膝关节生物韧带重建技术外，还以结构化的方式描述了膝关节松弛度测试及其各自的可重复性。令人欣慰的是，具有高分辨率成像质量控制的锥束计算机断层扫描的广泛应用，可以用来验证结果。这些结果表明前十字韧带重建技术良好的解剖位置，作者通过宝贵的徒手检查技术和丰富的经验展示了所有围绕膝关节康复的重要基础知识。因此，可以将本书推荐给运动科学家、物理治疗师或矫形外科医生等相关领域工作人员。

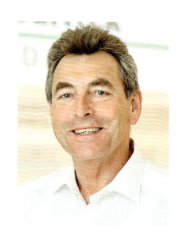

Heinz Lohrer

（Past）Director of the Institute for Sports Medicine
and Olympiastützpunkt（OSP）
Frankfurt am Main, Germany
University of Freiburg
Freiburg im Breisgau, Germany

前言
Preface

本书介绍了不应用外部材料的纯生物性膝关节韧带解剖重建术。自20世纪80年代以来，一小群关节外科医生一直在描述使用生物和纯无外部材料技术进行十字韧带重建的卓越效果。作者介绍了那些满腔热忱的运动矫形外科医生的研究路径和解决方案，以及他自己的"类似肋骨"上的自张力技术，该技术可替代或补充已有的手术过程。依照解剖学、生物力学的现代理解以及十字韧带手术的历史，使该书成为一本浓缩了实用手册，用于诊断、适应证、翻修手术规划的手术技巧、可能的并发症以及"B计划"的解决方案。除了帮助患者运动中的预防和参加竞技运动，本书还为每一位膝关节外科医生介绍了康复和恢复运动的现代要素。

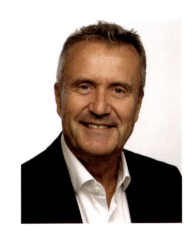

Gernot Felmet

Villingen–Schwenningen

Germany

致谢
Acknowledgements

感谢我的家人、我的孩子和我的妻子、Artico运动诊所的团队、高级医师 Alexander Gassert，在过去30年中没有他们耐心和坚定的支持，我就不可能实现这些发展和出版这本书。因此，我将这本书献给他们，还有那些支持我的朋友和同事们。

目录
Contents

扫一扫即可浏览

参考文献

第1章　解剖学和生物力学

膝关节是伴有关节囊韧带的结构，解剖学知识是理解其生物力学特性及其对关节运动学影响的重要前提。因此，本章将介绍膝关节韧带装置的主要解剖结构，以及它们的生物力学和关节运动学功能，并解释一些最新的发现和理解。

1.1　前交叉韧带

前交叉韧带（ACL）和后交叉韧带（PCL）将膝关节的前后平移稳定在中央区域，周围由关节囊和韧带包围。同时由大腿和小腿肌肉保护和控制[1]（图1.1a）。前交叉韧带起自从股骨后外髁，对角斜穿过髁间窝并插入胫骨髁间棘突出部。前交叉韧带和后交叉韧带都被滑膜包裹（图1.1b）。在没有应用关节镜情况下，从解剖学角度看前交叉韧带几乎看不出是扁平的，而是椭圆形或者圆形（图1.2a，b）。其在滑膜下由许多单独的结构束组成；然而，在目前的文献中，通过生物力学研究，人们确定了更多的带状或多束功能分类[3-5]。

解剖学是理解生物力学功能的基础，因此

也体现了过去20年重要的最新观点。自2000年以来，关于ACL的双束功能、多束功能以及韧带解剖的不同观点相继出现，很多团队将股骨止点描述为一个椭圆形区域，纵径约为18mm，横径为11mm。胫骨止点描述为三角形（"鹅足"）止点区域，矢状面扩张17mm，横断面扩展11mm[3]（图1.3）。此外，将韧带分为两个功能部分：前内侧（AM）和后外侧（PL）束[6]。2012年，Robert Smigielski等的研究结果再次关注并讨论了前交叉韧带止点的解剖结构。该团队提出了前交叉韧带是一种明显扁平（"带状"）形状，包括扁平且矩形股骨端和C形胫骨端[7]（图1.4a～c）。Smigielski等也描述了一个平坦的、几乎呈矩形的股骨止点，延长至11～17mm×3mm（图1.5a～b）。Siebold等将胫骨止点描述为C形，在原始PL束止点区只有无功能的脂肪纤维[8,11]。胫骨止点的C形是因人而异的，会有男女性别差异。个体的解剖差异使得我们在重建手术时定位困难。胫骨标定点和"胫骨正方形模型"可帮助个体化骨道定位（图1.6）。

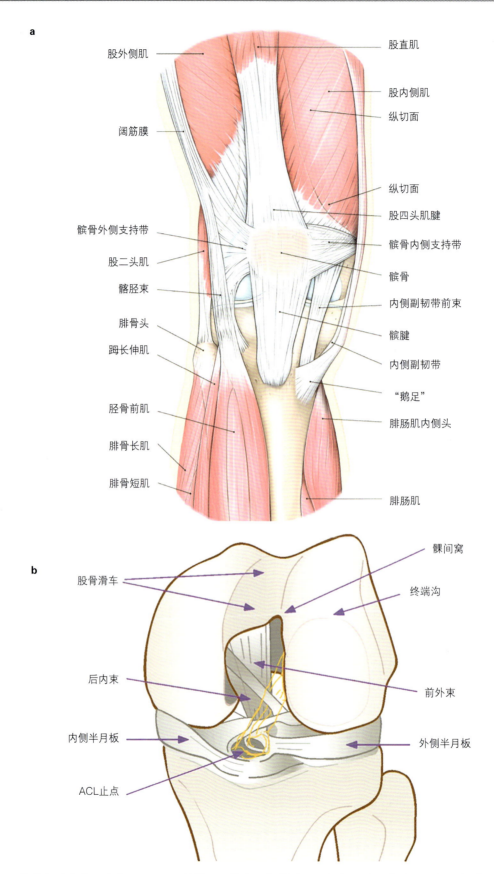

图1.1　**a.** 从前方看右膝，选自Jagodzinski等[1]。**b.** 前交叉韧带（ACL）与胫骨止点处和后交叉韧带（PCL）的前外侧（AL）和后内侧（PM）束、Wrisberg韧带和Humphrey韧带，选自Anderson等[2]

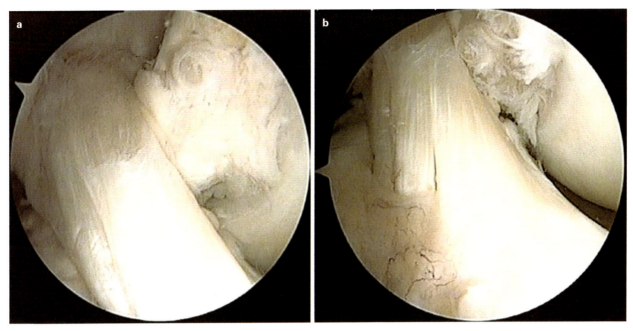

图1.2 **a.**前交叉韧带在蛙式姿势下从前方以椭圆形插入右膝关节股骨止点处。**b.**右膝平坦的胫骨止点处

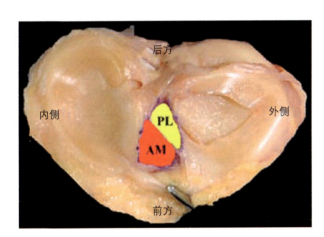

图1.3 前交叉韧带的胫骨止点前内侧（AM）和后外侧（PL）束的胫骨插入处为"鹅足"[6]

负荷。ACL由许多单独的纤维束组成。

生物力学研究和分析确定了其功能束分为AM和PL束[3-5]，每束的命名是由单个束的胫骨止点而来[3,11]，这种将前交叉韧带分为两束结构的功能分类是对复杂功能的一种简化理解，目前也是得到了大家广泛的接受[3,11]。体外研究表明，AM束在膝关节屈曲超过30°时最为紧张，而PL束在膝关节屈曲小于30°时或者接近完全伸展时收紧[5,11]。而PL束似乎在对抗旋转力时也能发挥稳定作用[4,22-23]。

运动学研究发现选择性分别离断ACL的两束，当离断PL束后旋转不稳定性增加[23]。离断AM束后，在模拟Lachman试验中，前后平移增加。

1.2 生物力学

膝关节的生物力学特性可分为两部分：结构特性（例如韧带结构或重建韧带）和关节运动学。原始ACL的最大抗拔力为2160（±157）N，刚度为242（±28）N/mm（表1.1）。在以往不同的研究中，在以169N跑步和激活膝关节伸肌同时以445N爬楼梯时，间接计算了前交叉韧带的生理

1.3 胫骨前移

膝关节具有一定程度的生理性胫骨前移（ATT）。

据报道，膝关节在100N的前推力下，生理性ATT约2mm。影像学Lachman试验显示平均ATT约5.5mm[24]。

矢状方向的不稳定性可以通过KT-1000或

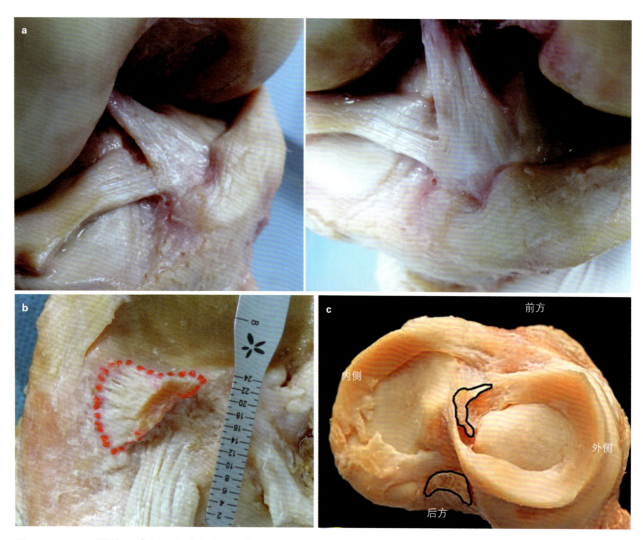

图1.4 a、b.C形胫骨止点部，去除脂肪和滑膜组织，外侧半月板前角位于前十字韧带（ACL）下方，Siebold等[8]。内侧半月板插入前交叉韧带的正前方[9]。**c.**Robert Smigielski等解剖前交叉韧带，呈C形止于胫骨[7,10]

Rolimeter/ArticoMeter来测量[25-26]。这使得确定单个韧带松弛程度成为可能。

1.4 旋转稳定性

　　膝关节前交叉韧带是胫骨前移（ATT）的主要稳定装置，约占全部力量的86%[27]。而其具有短纤维的AM束似乎对胫骨前移（ATT）稳定性影响轻微[28]（图1.7a、b）。Bernard和Hertel在20世纪90年代提出了采用象限法定位前交叉韧带的

股骨止点解剖重建[29]（图1.8），而完整前交叉韧带膝关节的旋转稳定性主要来自ACL水平纤维的作用[22,30]。然而前交叉韧带对于膝关节内旋的抑制作用尚不清晰，一些作者发现ACL缺陷的膝关节没有发生明显的内旋[22,31]，其他研究也发现，前交叉韧带的中心结构被描述为完全伸展时的旋转稳定装置，在最终旋转机制中可将股骨固定在略微内旋的位置，内旋和轴移现象的增加幅度虽然很小，但在统计学上却有显著意义[32]，这也就逆转了最终旋转机制。前交叉韧带缺损的膝关节

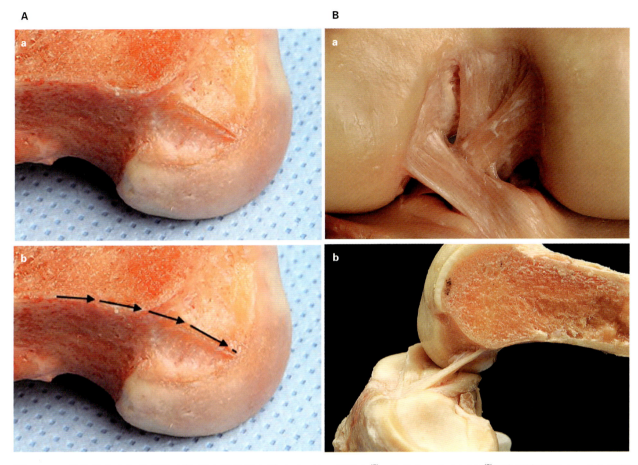

图1.5 **A.** 带状前十字韧带纤维直接插入股骨后皮质（a）（b，箭头）[7]。**B.** Robert Smigielski[7]切除滑膜组织（a、b）后的股骨止点处。它在股骨皮质的连续性（箭头）中呈现出扁平的带状，股骨插入部如一条弯曲的线状

胫骨止点分类

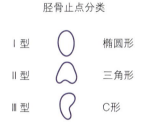

Ⅰ型　椭圆形

Ⅱ型　三角形

Ⅲ型　C形

图1.6 Guenther等[12]的胫骨止点分类

会导致胫骨平台前外侧松弛，在完全伸展时会抑制胫骨内旋[33]。结合前外侧结构的动态松弛，这种轴向内侧移位引发了轴移现象[34-35]（图1.9a、b）。在正常步态中，膝关节软骨形态的区域适应性以及股骨与胫骨的凸对凸（外侧）和凸对凹（内侧）位置也是影响这一运动学的重要因素[36]

（图1.10）。旋转稳定性的体外生物力学分析表明，单纯的前交叉韧带断裂不会导致膝关节极大的旋转不稳定性。旋转不稳定性取决于外侧侧副韧带（LCL）的完整性[22]。除前交叉韧带外，外侧关节囊和韧带结构的联合损伤也会影响旋转不稳定性[33]。

前交叉韧带完全断裂或撕裂后，膝关节前向稳定性丧失，ATT增加。这种不稳定性会导致膝关节10°～30°的屈曲。在走路和负重时，胫骨可向前半脱位。前交叉韧带力量不足时，本来生理上约3mm的ATT可增加4.7mm的移位[24]，这种不稳定性会将膝关节旋转中心移至关节内侧。胫骨平台外侧的活动度因ATT增加和内旋而进一步增加[13,22,35]。这种旋转不稳定性可通过轴移试验进行检测发现（图1.9a、b）。

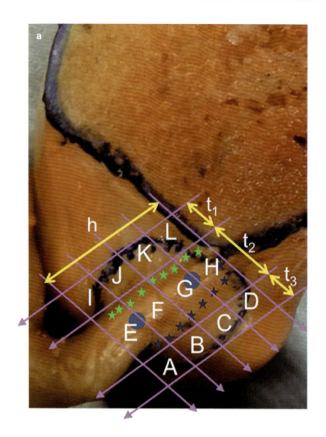

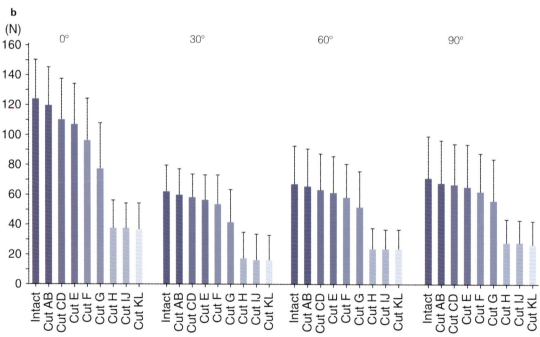

图1.7 **a.** Kawaguchi等[28]描述的前交叉韧带附着和纤维长度。蓝点（靠近E和G附近）表示前内侧和后外侧纤维束的中心。星形显示了t_2区直接附着于骨骼的纤维之间的界限。这是接近Smigielski[7]所显示的界线。扇形扩展区在t_1区为前部，在t_3区为后部。h描述股骨附件的长度。**b.** 前交叉韧带对胫骨前移的负载反应体现在解剖附着于不同区域的纤维束。由于采用了路径控制六轴机器人，与切割顺序无关。纤维束G和H在任何弯曲程度下的负载损失都最大[28]

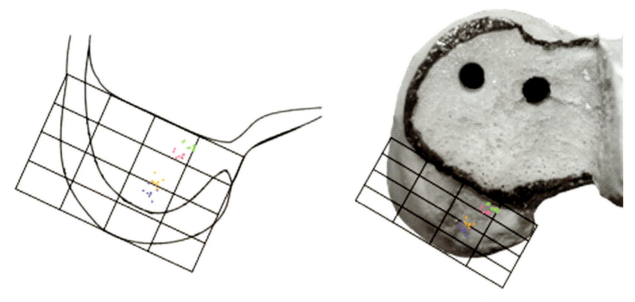

图1.8　Kawaguchi等[28]描述的附着区域（t_2）。Bernard等于1997年[29]描述的象限法中描述的附着面积

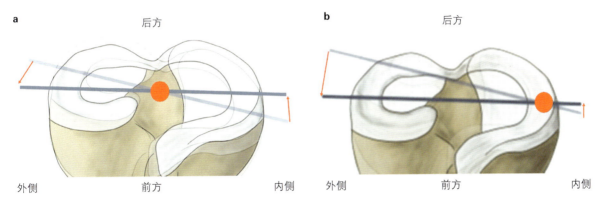

图1.9　在前交叉韧带缺损的膝关节中，旋转中心和旋转轴从中央（a）向内侧（b）移动，导致胫骨前外侧半脱位（a、b），形成轴移[13]

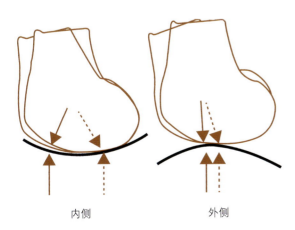

图1.10　压力和接触面积的变化、凸–凹（内侧）到凸–凸（外侧）[36]

关节外结构的不完整也能够提示ACL的断裂，例如前外侧复合体（ALL）和卡普兰纤维（Kaplan Fbers）的断裂等，尽管这似乎都是导致膝关节内侧结构负荷增加，但同时增加了旋转不稳定性，Kanamori等测定了膝关节屈曲30°～90°时内侧副韧带（MCL）张力从120%增加到170%，屈曲15°时PL结构张力增加413%[37]。Noyes等很早就开始对不同移植物和固定技术下前交叉韧带的初始拔出力和刚度进行生物力学测试[38]。不同年龄和不同方向的拉拔力也会产生不同的结果。老年人尸体膝关节的最大拉拔力（658±129）N降

低了3倍以上，刚度（180±25）N/mm降低了约1/3。随后的研究试图找到完美的移植物形式。目前使用的各种移植物具有生物力学特性见表1.1[13]。

前交叉韧带的缺失使得作用于关节软骨的机械力随着旋转轴的改变和移位的增加而改变[39]。特殊步态的出现也正是由于软骨的非生理性损伤机制和骨关节炎进展的一部分[40-45]。前交叉韧带是膝关节ATT重要的主要稳定装置，在膝关节屈曲早期可对抗内旋。其两个功能束以不同的伸长方式工作。

表1.1　前交叉韧带（ACL）和肌腱的生物力学特性，以不同的形状、直径和固定方式替代前交叉韧带[13]

对象	最大失效负荷（N）	刚度（N/mm）	参考文献
肌腱、移植物和固定技术的生物力学特性			
完整ACL（股骨和胫骨）	2160（±157）	242（±28）	[14]
2股股薄肌腱	1550（±369）	370（±108）	[15]
2股半腱肌腱	2641（±320）	535（±76）	[15]
4股混合肌腱	4090（±295）	276（±204）	[15]
7mm BPTB	2238（±316）	327（±58）	[16]
10mm BPTB	2977（±516）	424/455（±57/67）	[16]
15mm BPTB	4389（±708）	556（±67）	[16]
15mm BPTB	4389（±708）	556（±67）	[16]
10mm QTB	2353（±495）	621（±122）	[17]
加压螺钉（BPTB）	683～863	76～80	[18]
加压螺钉（Hamstrings）	534～926	189～316	[19-20]
祥钢板（Hamstrings）	520～1364	35～195	[19,21]
加压螺钉和Endobutton（Hamstrings）	1290～1449	307～341	[19]

BPTB，骨-髌腱-骨

1.5　后交叉韧带

1.5.1　解剖

后交叉韧带（PCL）是人体最强大的韧带，抗拉强度超过1500N。它呈扇形从股骨内侧髁软骨前外侧缘发出延伸至胫骨内外侧平台中央与后缘之间的倾斜平台。该倾斜平台的后方边缘位于胫骨关节软骨水平下方1cm左右，而其前方位于胫骨平台后方边缘高度。通常PCL在前方与来自外侧半月板后角的Humphrey韧带交叉，在后方，PCL与半月板股骨韧带Wrisberg韧带成角度交叉。这两条相当薄弱的韧带加强了PCL的功能。PCL的血液供应主要来自膝关节中动脉，其从腘动脉近侧发出，斜行于腘斜韧带上缘。由于与周围血管的良好侧支循环，膝中动脉或其分支的中断很少造成负面相关后果（例如在关节镜下穿后纵隔进入或PCL手术）。从斜坡的后下缘到腘动脉的距离在膝关节伸直张力时约为3mm，在非张力状态时约为4mm，在关节囊扩张状态（冲洗液）和手术松解关节囊增加到10mm以上。而在PCL中心高度水平的距离则更大（松解前为11.3mm，松解后为17.6mm）。这就解释了为什么后方神经血管结构和后纵隔区域的损伤风险相对较低[46]。PCL也主要分为两个功能束，其中位于中央的前外侧束更为强大。它起源于股止点的冠状位上部切迹处并在胫骨后方结束。后内侧束较短且相对较弱，来自股骨止点区域的后方，止于胫骨止点的偏后方较深边缘[2]（图1.11）。

1.5.2　生物力学

伸膝状态下，PCL的张力并不是最大的。只有后内侧束处于中等张力状态。在膝关节屈曲位时，PCL的两束同时发挥其膝关节核心作用和最大稳定膝关节功能。

后交叉韧带PCL的横断实验证实，由屈曲和旋转时的张力决定。屈曲体位下外力冲击或无肌肉保护状态下非接触的平移是PCL断裂的典型损伤因素[47-48]。

a. 膝关节伸直时胫骨前方轻微后侧移位；

b. 膝关节屈曲时胫骨向后侧明显移位；

c. 膝关节内旋或外旋时屈曲移位减少。

在解剖膝关节后交叉韧带的后外侧束（PL）结构时，我们发现PL的不稳定性在伸直时会增加[47-49]（图1.12）。而当膝关节内旋时，后方的不稳定不会增加。解剖膝关节内侧结构，伸直膝关节时

图1.11 后交叉韧带从前交叉韧带的前外侧（AL）和后外侧（PL）束、前方的Wrisberg韧带和Humphrey韧带

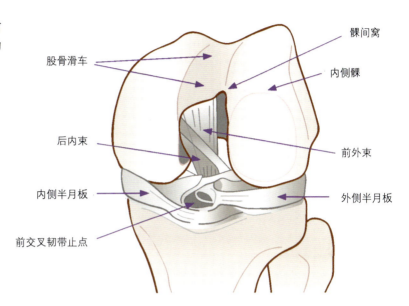

图1.12 后十字韧带（PCL）合并后外侧角损伤的后外侧旋转不稳定（PLRI）。LCL，侧交叉韧带；ACL，前交叉韧带[49-50]

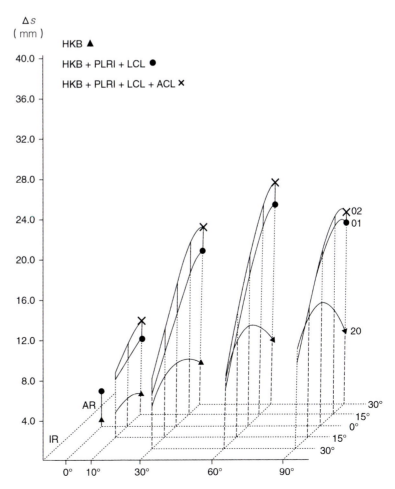

后内侧不稳定将比后外侧不稳定更为明显。后方不稳定的错综复杂改变了膝关节屈曲90°旋转时的轴移中心，而这种持续加剧的复合不稳定也将改变膝关节屈曲90°时的轴移中心，关节的不稳定也会随之发生变化，在前内侧不稳定之后会转向后外侧不稳定，在后内侧不稳定之后会转向中心外侧不稳定。

1.6 内侧复合结构

1.6.1 解剖学

膝关节内侧复合结构包括内侧韧带和后内侧关节囊韧带复合体，由几层组成。结构上可分为筋膜浅层、筋膜层和筋膜深层[51]。从浅到深的功能描述如下[1,52-53]（图1.13和图1.14）。从功能和手术方面分类，内侧韧带有3个主要结构：

a. 内侧副韧带浅层（sMCL）；

b. 内侧副韧带深层（dMCL）；

c. 后斜韧带（POL）。

1.6.1.1 内侧副韧带浅层sMCL

sMCL位于最表层，延伸长度约为100mm。该带状结构呈扁平菱形，重叠于内侧关节囊外层。sMCL的近端止点位于股骨内上髁的稍近端和后方。

远端有两个止点：

1. 近端：胫骨平台下方，靠近半膜肌；

2. 远端：胫骨后内侧边缘前方的鹅足下方。

图1.13 内侧观膝关节不同，来源于Jagodzinski等[1]

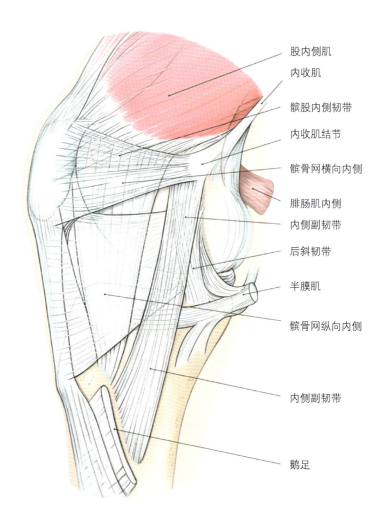

股内侧肌

内收肌

髌股内侧韧带

内收肌结节

髌骨网横向内侧

腓肠肌内侧

内侧副韧带

后斜韧带

半膜肌

髌骨网纵向内侧

内侧副韧带

鹅足

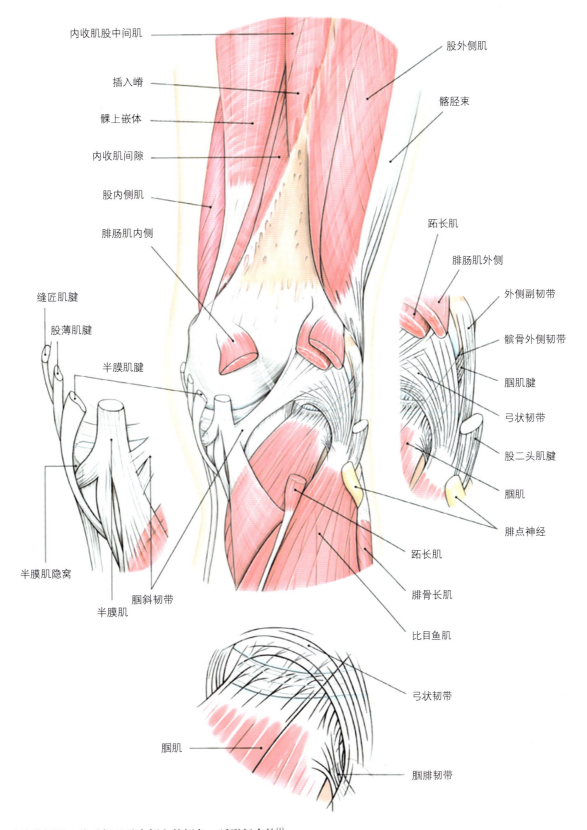

图1.14 膝关节深层，从后部显示内侧和外侧角、弧形复合体[1]

1.6.1.2 内侧副韧带深层

dMCL从股骨内侧髁稍远端和后侧，位于sMCL深面下方，延伸至胫骨内侧平台下方直至胫骨止点处。与sMCL相比，dMCL的长度明显更短，约为30mm，宽度为9mm也相对较小。dMCL可分为半月板股骨部分（近端）和半月板胫骨部分（远端）。dMCL在后方侧与POL相连。

1.6.1.3 后斜韧带

POL发自腓肠肌结节远端，有3个功能结构：

1. 浅层：平行于sMCL后部；
2. 中央层：远端止点位于内侧半月板后内侧关节囊和半膜肌相接的区域；
3. 关节囊层：与半膜肌的远端止点融合。

1.6.2 生物力学

内侧韧带结构在解剖学上的复杂性预示着其在膝关节不同空间位置上其发挥着不同稳定力量的复杂功能。通过尸检，对各个韧带结构进行了研究。我们发现内侧韧带结构在膝关节内翻应力、胫骨前移和旋转时都发挥其稳定作用[35,57]（表1.2）。

当我们对单个结构的分别研究就会发现，sMCL的近端部分尤其是在膝关节屈曲角度较大时起到对抗外翻应力的作用，并在回归中立位置前一直有效，而sMCL的远端部分则主要在膝关节屈曲60°时发挥稳定作用。

其他团队还研究发现了内侧韧带复合体、前交叉韧带和后交叉韧带复合损伤的相互协同影响。膝关节屈曲90°时在ACL功能不全情况下离断sMCL会造成胫骨前向移位（ATT）增加。而在屈曲30°位置，sMCL基本不能影响ATT[56]。同时离断POL和PCL后，随着胫骨后平移（PTT）的增加，显示出内侧结构对PCL功能不全有着协同影响[57]。PCL功能不全时离断sMCL和dMCL不会造成PTT增高。

内侧关节囊和韧带的主要功能如下。

sMCL

- 在全屈曲范围内（从30°屈曲开始）对抗外翻应力的主要稳定装置
a. 近端稳定：接近伸直和90°屈曲；
b. 远端稳定：60°屈曲位置。
- 对抗内旋转的稳定装置

dMCL

- 屈伸中对抗外翻应力二级稳定装置
- 外翻应力下造成撕裂发生

POL

- 最重要的防止内旋的稳定结构（特别是在伸直状态）
- 膝关节膝伸直状态对抗外翻应力的稳定装置[35,57]（表1.2）。

表1.2 内侧囊及各层内侧副韧带(MCL)的功能[35,57]

内侧囊/ MCL	内旋	外旋	不稳定性	ATT	PTT
dMCL	/	/	/	（+）	/
sMCL	（+）屈曲时	（++）	（++）屈曲时	/	/
POL	（++）伸直时	—	（++）伸直时	—	（x）

1.7 外侧结构

1.7.1 解剖学

　　膝关节外侧是关节囊、韧带和肌肉骨骼结构的多层复合体，对膝关节旋转和平移的稳定性非常重要。髂胫束及其表面结构走行于皮下。其深层纤维附着于股骨外侧髁上结节。它们以Kaplan纤维的形式附着在外侧肌间隔处。其深层结构延伸至股二头肌短头，并附着于胫骨外侧的Gerdy结节[1,58]（图1.14和图1.15）。

　　髂胫束对前外侧稳定性很重要。髂胫束深层为股二头肌长头腱和短头腱。长头直接止于腓骨头外侧，并位于LCL的腓骨止点上方[58]。前部分在LCL的外侧，并止于胫骨平台外侧。股二头肌腱的长头和短头与LCL的后外侧纤维融合形成肌腱连接体[58]。股二头肌短头有3个腱样附着点。一部分主要肌腱进入腓骨关节囊的部分侧向止于腓

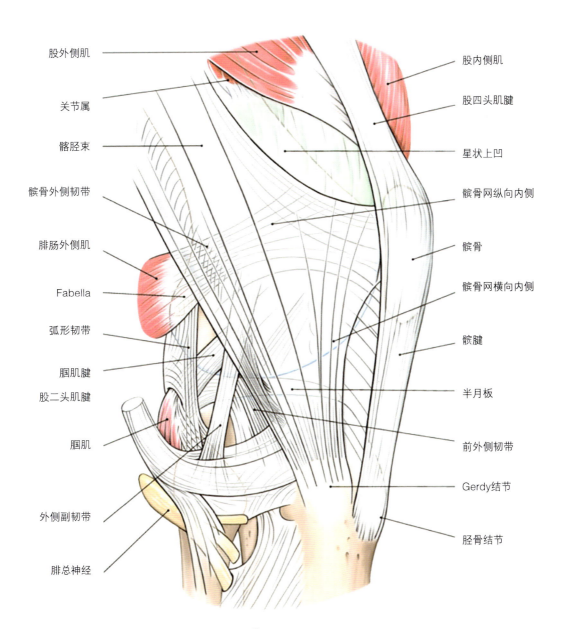

左侧标注（从上到下）：股外侧肌、关节属、髂胫束、髌骨外侧韧带、腓肠外侧肌、Fabella、弧形韧带、腘肌腱、股二头肌腱、腘肌、外侧副韧带、腓总神经

右侧标注（从上到下）：股内侧肌、股四头肌腱、星状上凹、髌骨网纵向内侧、髌骨、髌骨网横向内侧、髌腱、半月板、前外侧韧带、Gerdy结节、胫骨结节

图1.15 Jagodzinski等[1]从外侧观察膝关节的弧形复合体[1]

骨头的茎突，远侧部分肌腱形成豆腓韧带[58]。前半部分止于胫骨平台外侧的板胫韧带并与外侧副韧带相连接。腓总神经在股二头肌腱后方，腓骨茎突远端1.5～2cm处走行。

LCL是一种关节外结构，长度约为70mm，止于股骨外上髁后侧。在腓骨头侧，止于股二头肌腱的外侧和长头下方。

腘肌腱位于LCL股骨止点远端的腘肌腱沟内。腘肌腱起始于股骨外侧上髁的前方和远端，LCL股骨端的止点作为关节内结构[59]，它向远侧关节内走行至腘肌裂孔，并将分支连接至外侧半月板。这些腘肌腱束是外侧半月板的动态稳定装置。腘肌腱离开膝关节内部穿过腘动脉至腘窝。腘肌的肌腱部分通过前部分韧带与腓骨之间有不同的连接。一种是从腘肌腱通过后韧带从腘窝后方直接到腓骨茎突。弓状韧带是一种由腓骨头至腓肠豆骨、深部关节囊结构和半月板复合组成复合体，其整体用于稳定腘肌及其肌腱，称为"弓状韧带复合体"。另一个止点位于腘肌前部和胫骨之间的PCL嵌入的中央凹外侧，即"腘肌腱复合体"，统称为"后外侧角"[61]（图1.14）。

腓肠肌外侧头的宽大肌腱位于股骨LCL止点的近端和后方，连接后关节囊的半月板股骨部分。腓肠肌外侧肌腱与腘腓韧带相连，对腓肠肌的稳定性起着重要作用。

1.7.2 生物力学

在各种研究中，对后外侧PL结构的功能进行了分析[12,52,59,62]。它们是防止膝关节外侧张开和胫骨外旋的主要稳定结构，也是在后抽屉PTT中与PCL的功能性相互作用中的次要稳定结构。当PCL完整，在接近膝关节伸直时后外侧（PL）角是PTT的一个重要的辅助稳定结构[2]，这种效应在膝关节屈曲时显著降低。在PCL功能不全的情况下，PL结构上的负荷在伸直和屈曲时显著增加。

在PCL和PL结构的联合损伤中，后方不稳定增加，特别是在屈曲60°～90°时[2]。

在PCL完整的情况下，腘肌是膝关节接近完全伸展时后部的重要动态稳定结构。在PCL功能不全的情况下，主动拉伸腘肌腱可以减少36%的PTT（胫骨后移）[2]。这凸显了后外侧角损伤结构的精确成像和分析对于充分修复的重要性。

LCL在膝关节全运动范围内发挥稳定作用。其最大负荷在30°的轻微屈曲位时可以确定。要在该位置使LCL断裂，需要大约300N的力[62]。

后外侧结构主要稳定膝关节外侧。PL结构的不足增加了不稳定性内翻，并导致PCL的过载。若不能解决PL稳定性的不足，可能引起重建后的PCL二次不稳。因此，对后外侧角进行仔细的诊断和手术规划是很有必要的。膝关节外侧的动态稳定结构，如髂胫束、股二头肌和腓肠肌外侧头，对内翻应力下的稳定功能不太重要。

后外侧结构和LCL可发挥胫骨外旋初始稳定性[49,63]。LCL是膝关节接近伸直位时的主要稳定结构。随着屈曲度的增加，腘肌腱和腘腓韧带在与PCL的紧密相互作用中发挥稳定作用。后外侧结构的单一损伤显著增加胫骨外旋。在膝关节屈曲90°时，PCL和后外侧结构的联合损伤增加了胫骨的外旋不稳定和后移。

胫骨内旋的主要稳定结构位于关节内侧。后外侧韧带复合体在这里不是重要的稳定结构。

在轴向压缩负荷存在的情况下，胫骨后倾的增加会在胫股关节中产生更大的前剪切力。胫骨后倾角越大，ACL断裂的风险越高。胫骨外侧后倾角似乎更重要[64-65]。较高的侧向后倾角会增加ACL的胫骨止点张力[66-67]。在临床研究中，胫骨后倾角度较高的III度轴移试验是急性ACL损伤的一个很好的预测指标[68-69]。在一个纳入29项临床证据的系统回顾的研究中，观察到后倾角为12°或以上的ACL再断裂率显著增加[70]（图1.16）。

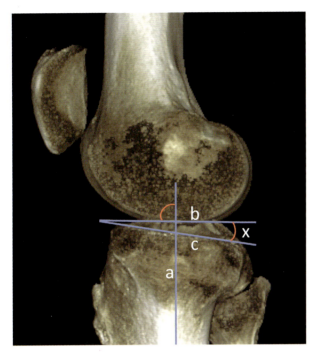

图1.16　胫骨前倾角（Slope）定义为垂直于胫骨近端解剖结构的直线（b）与胫骨近端解剖结构的夹角（x）。垂直于胫骨近端解剖轴线（a）的直线（b）与沿胫骨平台的切线（c）之间的夹角（x）。此图为三维数字断层成像[70]

第2章　过度使用：创伤与机制——膝关节形态学风险因素

详细地询问受伤机制有助于分析损伤的模式和概率。韧带损伤通常是复合型的，但也可能单独存在。我们将不同韧带损伤分为拉伤、部分断裂和完全断裂。

膝关节韧带损伤有内在和外在风险因素。内在因素包括性别、运动水平、健康状况（年龄、体重、受伤前、疲劳）、膝关节解剖（髁间切迹、下肢轴线、韧带稳定）和心理影响（动机、风险意识、焦虑、比赛经验）。外在风险因素包括环境影响、运动专用设备（如鞋类）以及与比赛场地的相互影响，例如"足球鞋及其与比赛场地纹理的相互作用"[1]。伤害机制可大致分为接触损伤、间接接触损伤和非接触损伤。

2.1　前交叉韧带

一般来说，前交叉韧带有4种常见的损伤机制：

1. 足固定在地面上膝关节改变方向、迈大步或跳跃后着地时产生膝关节外翻和内旋。此损伤机制主要发生在足球或手球运动中，通常是非接触性损伤，也主要发生在女性运动员起跳落地时（图2.1a、b）。

2. 在交通事故、接触性运动损伤或在运动员跑步停止时非接触性损伤中，由于股四头肌收缩和胫骨前移而造成胫骨相对于股骨前移，这种情况在足球运动中很典型，在滑雪运动中也有发生[2]，且多见于前交叉韧带重建术后再次断裂的损伤机制。

3. 膝关节过屈型创伤经常伴随胫骨的轻微外旋，就像滑雪者向后摔倒时股四头肌剧烈收缩，同时膝关节屈曲不完全，此时前交叉韧带受高强度力量。

4. 膝关节暴力过伸造成的过伸型膝关节创伤。髁间窝顶部像是前交叉韧带的断头台一样，造成前交叉韧带拉伸、过度拉伸或切断。

5. 典型的机制是滑雪运动员的前倾或足球运动的空中击球（此时球不是用脚击出的）。这种机制往往会导致前交叉韧带前外侧束部分断裂[1-7]。

膝关节形态学是导致前交叉韧带损伤风险的因素之一。胫骨后倾角增加意味着前交叉韧带断

© Springer Nature Switzerland AG 2022

G. Felmet, *Press-Fit Fixation of the Knee Ligaments*, https://doi.org/10.1007/978-3-031-11906-4_2

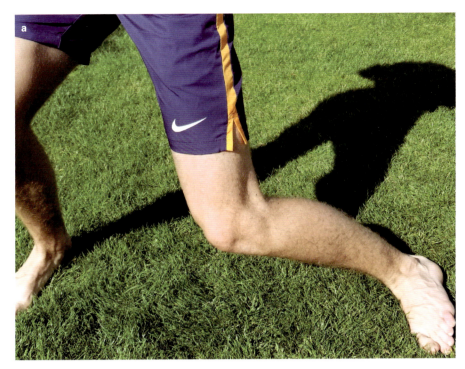
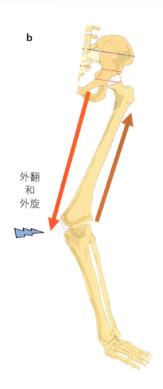

外翻
和
外旋

图2.1　**a**、**b.** 外翻和外旋是内侧副韧带和前交叉韧带损伤的典型表现

裂的风险就会增加[8]。并且胫骨外侧的后倾角度似乎更为重要。Ⅲ度轴移是胫骨后倾角增加的最佳预测指标[9-10]。在对29项研究的临床证据进行系统性回顾中发现，胫骨后倾角大于或等于12°则前交叉韧带再断裂发生率明显增加[11]（图2.2）。其他综述也总结了髁间窝形态、胫骨髁间嵴变化、胫骨与股骨的匹配性差、髁间窝狭窄以及前交叉韧带直径减小等是前交叉韧带损伤的主要风险因素。在前交叉韧带重建术中，应考虑形态学风险因素、解剖标志以及股骨和胫骨足印区，以提高个体化解剖前交叉韧带重建的效果[12-13]。

2.2　内侧副韧带

1. 膝关节受外翻应力，通常是接触性损伤。
2. 过伸损伤是膝关节外翻/旋转运动与前交叉韧带和半月板损伤合并的复合损伤，也被称为"膝关节痛苦三联征"[2]。

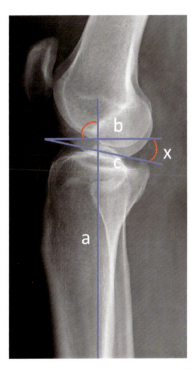

图2.2　胫骨后倾达到或超过12°是前交叉韧带（ACL）断裂的预兆。其是垂直于胫骨近端解剖轴线（a）的直线（b）与沿胫骨平台的切线（c）之间的夹角（X）[11]。其他风险因素包括髁状窝呈矢状、胫骨髁间嵴减小，胫骨与股骨的匹配性差、髁间窝狭窄以及前交叉韧带直径减小[12-13]

2.3 后交叉韧带

1. 在交通事故中，膝关节屈曲时胫骨平台受到撞击，造成胫骨平台后移的"仪表盘损伤"。在体育运动中，摔倒时胫骨直接撞击地面也会发生同样的情况，其中足球守门员就是典型的例子[14]（图2.3和图2.4）。
2. 过伸型损伤作为复合损伤包括内翻/旋转复合运动造成外侧和后外侧韧带复合体损伤[1,14-15]。

2.4 外侧副韧带

1. 暴力造成膝关节内翻，一种常见的接触性损伤。
2. 膝关节过伸型损伤是内翻/旋转复合运动伴随着后交叉韧带和后外侧角损伤的复合型损伤[1]。

图2.3 "仪表盘损伤"

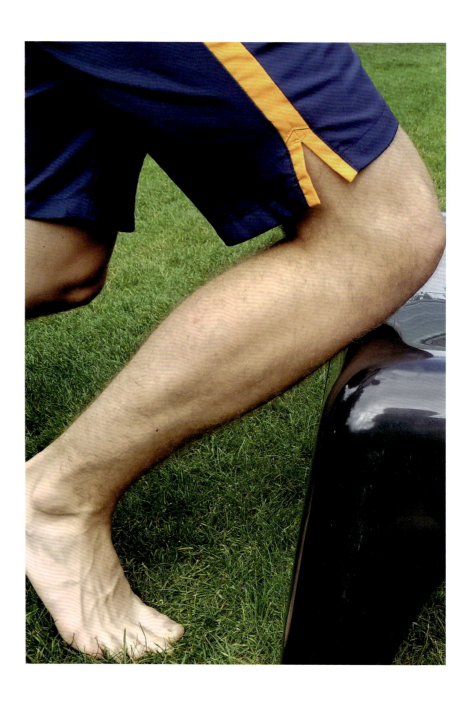

图2.4 典型的胫骨后移造成后交叉
韧带损伤

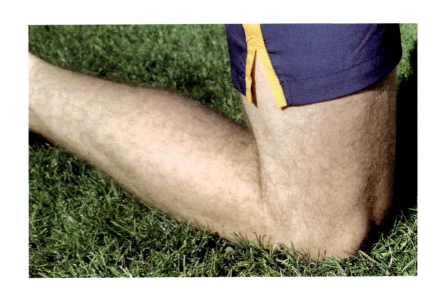

第3章 诊断与治疗

个人病史和体格检查是做出诊断的重要基础。通过了解病史、体格检查和特异性检查通常可以得出90%的诊断结果。为了明确诊断和确定后续治疗方案，利用仪器检查也是有必要的。这个清单可以系统地指导诊断和进一步的治疗计划。常见的临床症状和膝部检查（用以快速做出初步诊断）包括：

1. 询问病史。

2. 检查膝关节是否存在肿胀、发热和皮肤破损。

3. 检查膝关节活动范围以及是否存在关节绞索。

4. 屈膝30°～40°时，做被动膝关节内翻与外翻动作，检查是否存在侧副韧带损伤（图3.1）。

5. 无应力状态下，屈膝70°可观察到胫骨近端自发性后移现象（图3.2a）。使用仪器测量健患两侧的后移距离，并进行双侧对比。主动后推胫骨近端，同样使用仪器测量健患两侧的后移距离，并进行双侧对比（图3.2b）。

6. 与屈膝90°时的前抽屉试验相比，屈膝20°时的Lachman试验可能会提供更准确的结果。

前交叉韧带损伤分级：

1+：前移0～5mm，体格检查有时伴有终止抵抗感

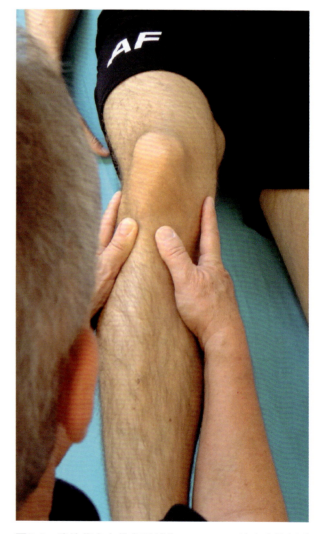

图3.1 膝关节应力状态下屈曲30°～40°，检查内外侧副韧带

© Springer Nature Switzerland AG 2022
G. Felmet, *Press-Fit Fixation of the Knee Ligaments*, https://doi.org/10.1007/978-3-031-11906-4_3

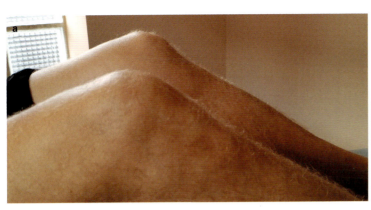

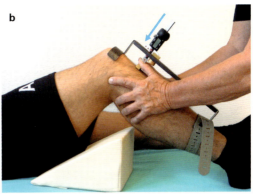

图3.2 **a.** 膝关节屈曲70°时自发性后方不稳定。**b.** 主动后推胫骨近端，并使用Articometer（数字化测量仪）测量复杂不稳定状态下的膝关节活动度

2+：前移5～10mm，体格检查时没有终末抵抗感

3+：前移＞10mm，体格检查时后外束也没有终末抵抗感[1-2]（图3.3a、b和图3.4a～c）

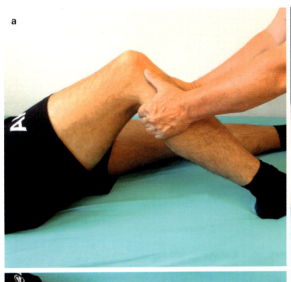

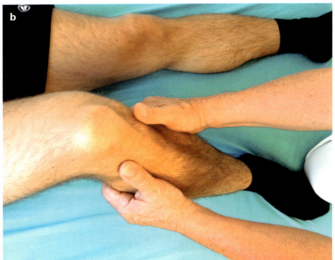

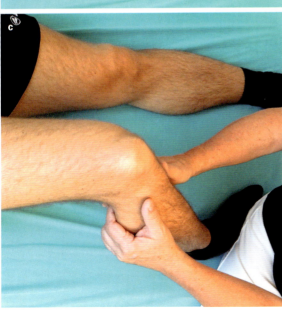

图3.3 **a.** 屈膝90°时的前抽屉试验。**b.** 可疑前内侧不稳定时：将足外旋。**c.** 可疑前外侧不稳定时：将足内旋

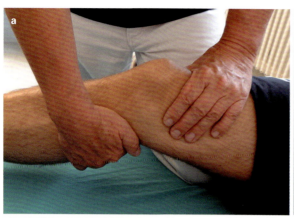
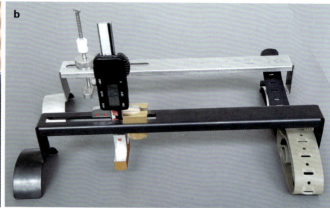
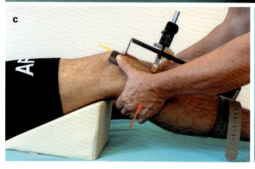
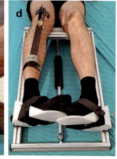
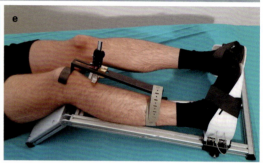

图3.4 **a.** 屈膝20°时的Lachman试验[2]。将患者的大腿放在检查者的大腿上，并向前拉动胫骨近端。若存在前交叉韧带损伤，则膝关节活动范围增大，且没有明显的硬性止点。**b.** 使用Rolimeter[3]（后方）和数字化Articometer[4-5]（前方）对膝关节活动度进行定量测定。**c.** 在枕头/楔形软垫的支撑下，屈膝20°行Lachman试验。将ArticoMeter测量仪调至零点，并用两个拇指将框架固定在髌骨上（黄色箭头），仪器远端用弹性带固定。双手向前拉动胫骨近端（红色箭头）[5]，用仪器测量其相对于股骨的移动距离，健患两侧进行对比，3mm或以上的差异被视为病理性改变。**d、e.** 在屈膝20°的Lachman位置下，Artico-Rotameter可对双足施加特定的动态压力，使其向内旋转。Artico-Rotameter旨在测定膝关节的前外侧稳定性，从而判断前交叉韧带后外侧束是否受损。这同样提供了一个可靠的评估标准，即用来评估ACL重建术后后外侧束的解剖功能恢复情况（Lachman位置下）

7. 为了确保可重复性、可靠性和方便的文档记录，所有的横向稳定性测试都应使用例如KT1000、Laximeter、Rolimeter或作者开发的Articometer[3,5]等仪器进行。

8. 轴移试验是一种用于评估前交叉韧带损伤导致的膝关节旋转不稳定的临床检查方法（图3.5a、b）。尽管受检查者经验的影响，但它有助于评估不稳定性的程度。为了进一步评估膝关节亚脱位情况，还可以使用Jerk试验、Lemaire试验、Slocum试验和Losee试验。

9. 前外侧和前内侧不稳定性：在屈膝90°、足部固定的情况下进行外旋/内旋。

10. 肌肉训练状况（良好、稍微或无训练）。

11. 股四头肌内侧头的协调性和自发性反射反应[9-10]（图3.6）。

12. 坐骨肌群的自发性反射反应[12-13]（图3.7a~d）。

13. 典型的压力试验，如Steinman Ⅰ+Ⅱ和McMurray[14]试验，可以检测出半月板损伤的情况（图3.8a、b）。

14. 应检查血管和神经。详细询问既往病史、外伤史、手术史，以及是否存在身体畸形；明确此次症状的起因，如受伤机制；了解当前的治疗措施。

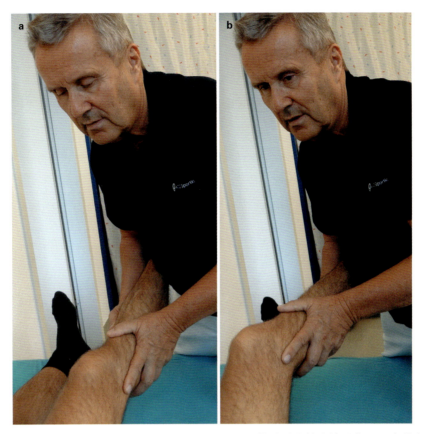

图3.5 轴移试验：膝关节放松并处于伸展位置。**a.** 施加轻微的压力使膝关节外翻并屈曲。**b.** 在前交叉韧带受损的情况下，胫骨的凸面会在股骨髁的凸面下滚动和旋转

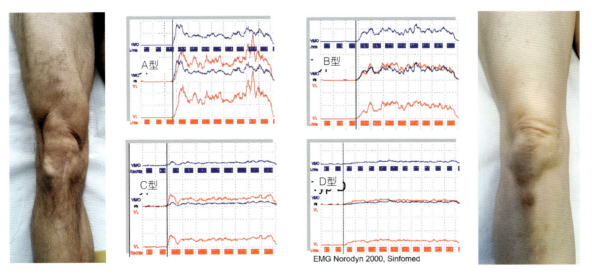

图3.6 股四头肌内侧头（VM）的自发反射性"紧张"反应。肌电图（EMG）记录了股四头肌内侧头的"紧张"反应（蓝线）与股四头肌内侧斜部（VMO）的"紧张"反应（红线）是同步的[11]。"紧张"反应有4种类型：其中两种是病理性的，两种是生理性的。A型常见于经过良好训练的运动员，B型是常规的生理反应。C型则常在创伤、手术后或训练不足的情况下出现，常伴有膝前疼痛。而D型与股四头肌的神经生理性缺陷或萎缩有关。这些类型可以通过EMG进行可视化，但直接观察股四头肌的自发性"紧张"反应要更为简单。A型——生理型：首先是VM收缩，接着是VMO；B型——生理型：VM与VMO同时收缩；C型——病理型：VM在VMO之后收缩；D型——病理型：VM不发生收缩，只有VMO发生收缩，这种情况通常伴有肌肉萎缩。左侧为经过良好训练的股四头肌，多表现为A型或B型。而右侧，由于缺乏训练，股四头肌萎缩，表现为C型。有时无明显收缩反应，表现为D型

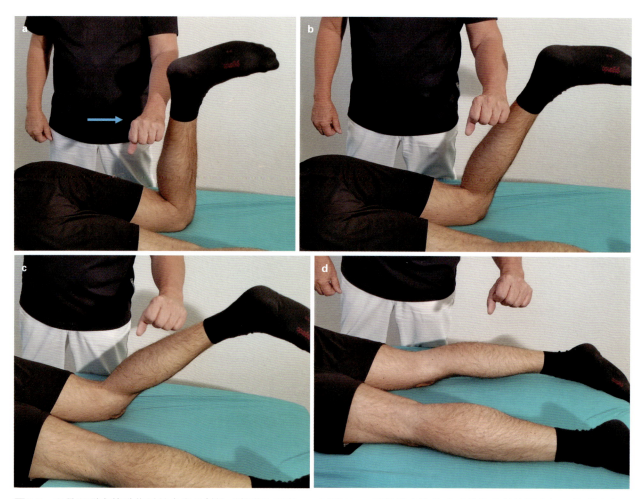

图3.7　坐骨肌群在俯卧位时的自发反射性"紧张"反应。**a.** 屈膝90°，确保肌肉放松（对某些患者较困难）。然后迅速且用力地击打跟腱（蓝色箭头），使下肢推向地面。**a、b.** 紧张反应有4种类型：A、B型为生理型，C、D型为病理型。A型常见于训练有素的人，而B型则表示正常的肌肉功能。同时，A型和B型也是评估患者是否可以回归竞技运动的参考标准。**c.** C型通常出现在经历过创伤、手术或训练不足的情况，常与前交叉韧带撕裂或再撕裂相关。**d.** 而D型则与坐骨肌群的神经生理性缺陷或肌萎缩有关。这些类型可以通过EMG来可视化，但直接观察坐骨肌群的自发性"紧张"更为简单。**a.** A型（生理性）：坐骨肌群迅速紧张，下肢未完全伸直，不接触地面。**b.** B型（生理性）：坐骨肌群紧张速度较慢，下肢稍微伸直但未接触地面。**c.** C型（病理性）：坐骨肌群较晚紧张，下肢更为伸直但未接触地面。**d.** D型（病理性）：坐骨肌群不紧张，下肢完全伸直并接触地面

3.1　前交叉韧带

1. 诊断：

（a）临床触诊：

- 软组织检查（温度、肿胀、皮肤及浅层/深层损伤、积液和组织形态）。
- 半月板体征检查（内侧及外侧半月板）。
- 主动和被动活动范围检查（伸直/屈曲/旋转）。
- 关节囊和韧带稳定性测试（外侧副韧带、内侧副韧带、髌骨功能）。
- 前抽屉试验、Lachman试验、轴移试验（前交叉韧带）。
- 屈膝70°时的自发性后抽屉试验（后交叉韧带）。

（b）韧带结构的稳定性试验（后交叉韧带、前交叉韧带+侧副韧带、关节囊）：

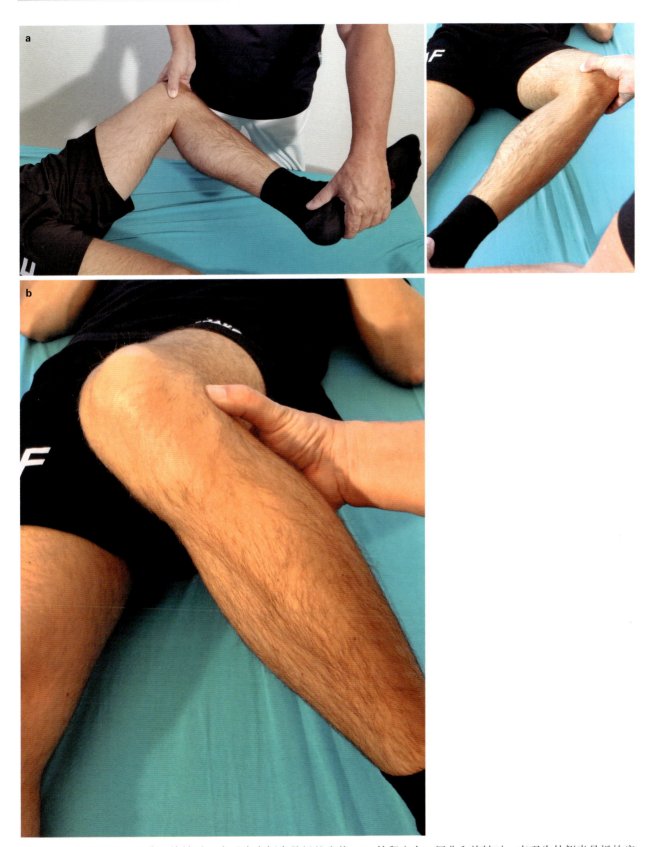

图3.8　**a.** 内翻应力、屈曲和旋转时，表现为内侧半月板的症状。**b.** 外翻应力、屈曲和旋转时，表现为外侧半月板的症状。此为Steinmann Ⅰ 、Ⅱ与McMurray（英国外科医生Thomas Porter McMurray，1887—1949）检查方法的结合

- 屈膝20°～30°，进行胫骨前移及韧带附着点检查（Lachman试验）。
- 轴移试验（半脱位试验）。
- 利用Rolimeter、Articometer（数字化Rolimeter）或KT 1000等仪器测量胫骨近端前移距离，并进行健患两侧对比
- 放射学：使用Schcuba设备（或Telos设备）进行应力试验。
- 内翻和外翻应力试验，前后抽屉试验（屈膝20°和90°时）（详见下文）。

（c）放射学：
- 拍摄膝关节正侧位X线片以检查前交叉韧带及其他结构可能存在的撕脱骨折。
- X线片显示术后骨道位置、宽度以及植入物位置（图3.9）。
- 使用Scheuba设备（或Telos设备）进行应力测试，包括屈膝20°和90°时的前后抽屉试验（图3.10a、b）以及内、外翻应力试验（图3.10c、d）。

- MRI（磁共振成像）是一种用于骨骼和软组织成像的医学检查方法，例如，韧带、关节囊、半月板、软骨、滑液、骨挫伤等。
- CT（计算机断层扫描）可进行3D重建，用于检测骨折、骨道、异物（图3.11～图3.13）。
- DVT（数字体积断层成像）是一种多层螺旋计算机断层扫描（MSCT）设备，与双锥束断层成像相似，但采用了另一种技术，具有更高的分辨率（0.2mm）它支持在患者负重的状态下进行扫描，并能提供三维成像，且辐射剂量更少[23-26]（图3.14～图3.16）。
- pQCT（外周骨定量计算机断层扫描）可用于检测局部骨吸收和骨质疏松[27]（图3.17）。

（d）进一步检查：
- 血液生化学。

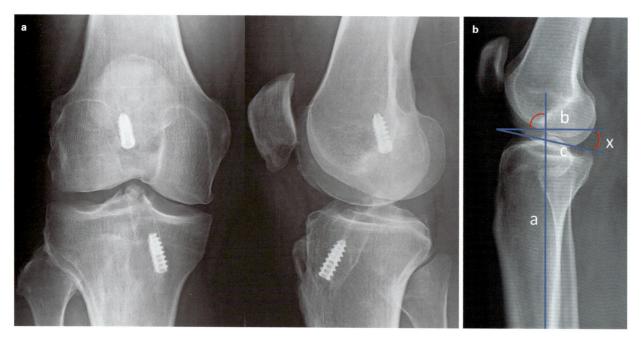

图3.9 **a.** 两枚金属界面螺钉，其中一枚位于股骨侧的正中位置，另一枚深入胫骨近端（此位置的螺钉难以取出）。骨道略显扩大。髌骨居中，同时嵌入滑车沟中。**b.** 当胫骨后倾角超过12°时，前交叉韧带撕裂及其再撕裂的发生率较高[16,19]

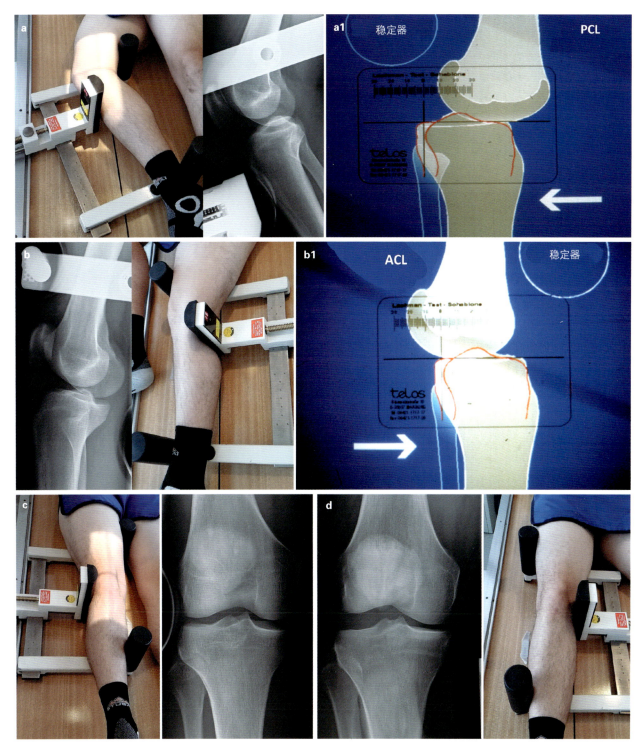

图3.10　**a.** 后交叉韧带检查：Scheuba设备施加15kp的压力，在屈膝70°时进行后抽屉试验[20]，本例未发现不稳定症状。**a1.** 使用Telos模板测量膝关节的后移距离。**b.** 前交叉韧带（ACL）检查：Scheuba设备施加15kp的压力，在屈膝20°（Lachman位置）时，进行前抽屉试验[21-22]，本例发现膝关节有前向不稳定症状。**b1.** 使用Telos模板测量膝关节的前移距离。**c.** 内侧副韧带检查：Scheuba设备施加15kp的压力进行外翻应力测试[21-22]，本例未发现不稳定症状。**d.** 外侧副韧带检查：Scheuba设备施加15kp的压力进行内翻应力测试[21-22]，本例未发现不稳定症状。需注意上述4项检查可在受伤早期或后续随访时进行，但在保守治疗的初期阶段，不建议进行检查

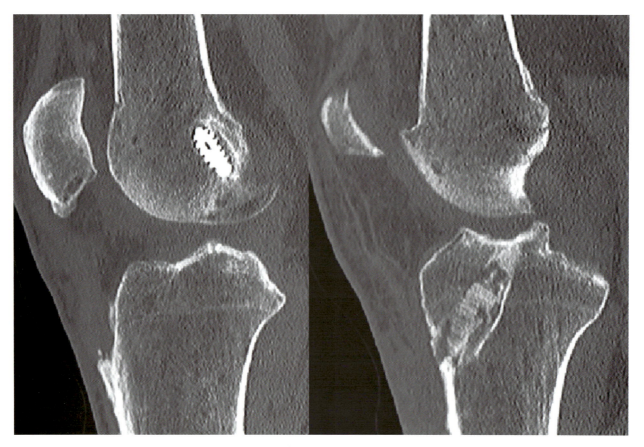

图3.11　CT示两个骨道各置入一枚界面螺钉

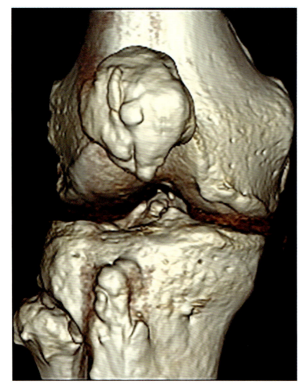

图3.12　CT三维重建技术

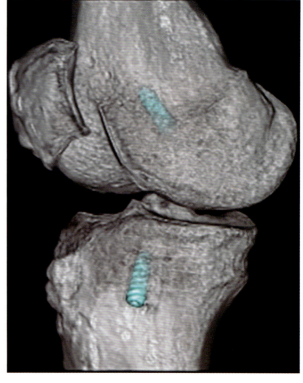

图3.13　CT三维重建，应用筛选算法以充分显露植入物

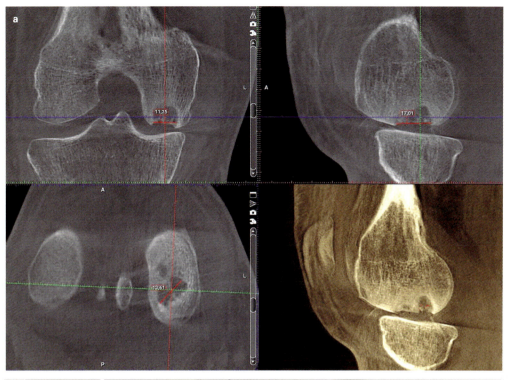

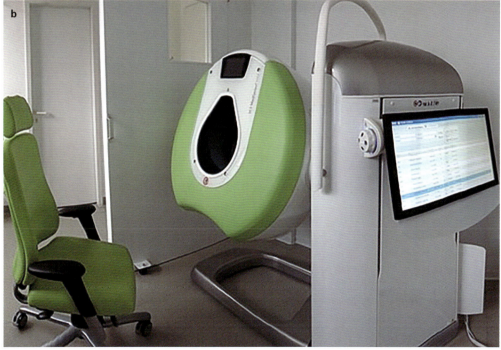

图3.14 股骨内侧髁深部骨软骨病变。**a.** 平扫和三维重建：MSCT和双锥束CT扫描[23-26]。**b.** DVT允许在站立姿势下对膝关节进行扫描

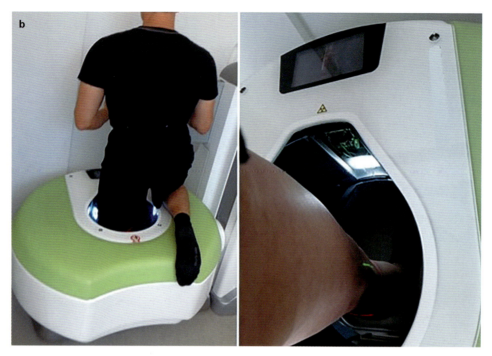

图3.14（续）

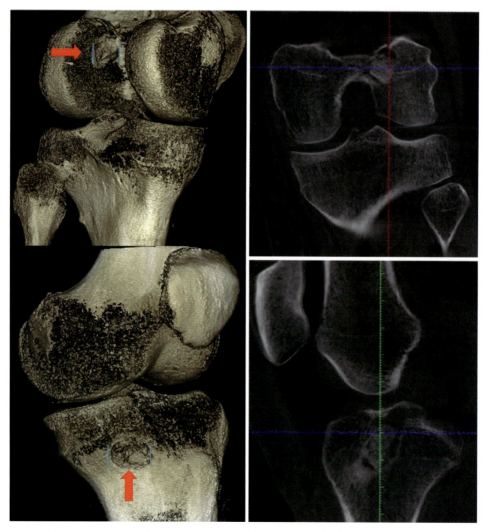

图3.15　界面螺钉重建前交叉韧带。无骨道扩大，胫骨和股骨骨道闭合。红色箭头通过骨柱显示闭合的骨道；平面数字体层摄影站立和承重，深层三维重建（层厚0.2mm）

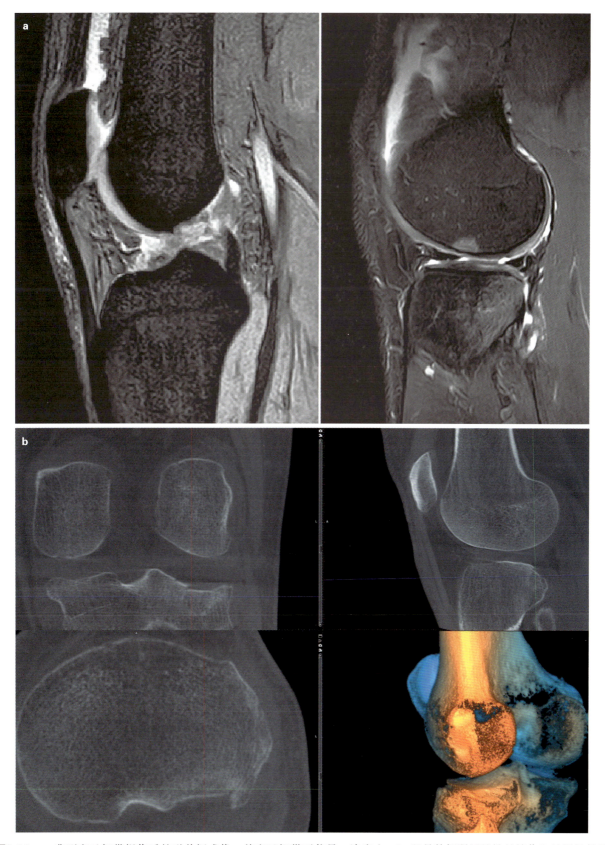

图3.16 **a.** 典型交叉韧带损伤后的磁共振成像：前交叉韧带无信号，渗出少。**b.** 股骨外侧髁局灶性骨挫伤和局限性软骨病变。典型的胫骨后部混合性骨挫伤为Segond病变。胫骨后外侧压痕为2.26mm的Segond病变和骨折合并前交叉韧带断裂后的DVT成像[23-26]。**c.** 胫骨后倾角＞12°应视为前交叉韧带断裂和再断裂的高发部位[16-19]

图3.16（续）

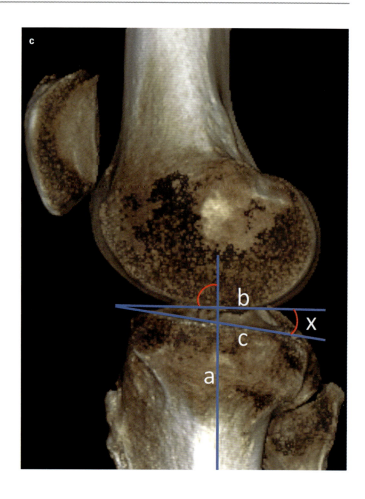

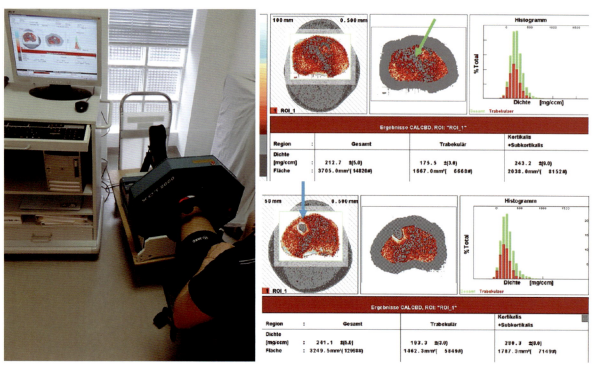

图3.17 pQCT测量显示前交叉韧带断裂后胫骨头部的矿化丢失（绿色箭头），并显示所有按压固定后的整合和矿化（橙色箭头）[27]

- 骨显像。

2. 保守或手术治疗的适应证

（a）保守治疗：

- 患者高龄且低体力劳动者
- 高稳定性（Lachman A级，健患两侧相差0～2.9mm）。
- 轴移试验阴性。

（b）手术治疗：

- 合并半月板损伤，需行半月板缝合者
- 复杂的不稳定（例如，膝关节三联伤）。
- Lachman B级和C级。
- 高体力劳动者。
- 年轻者。
- 主观不稳定（存在"打软腿"现象）。
  - 重建ACL的适应证

    单纯前交叉韧带体部或远端断裂的年轻患者应在6周内进行有创或关节镜手术，包括可满足愈合反应的异体移植物手术和半月板缝合。对于复杂的多发韧带损伤，如有必要，应在6周以上。
  - 前交叉韧带保留愈合的适应证

    股骨端止点断裂；残端保存完好的交叉韧带远端损伤；手术时间间隔<6周。

3. 翻修手术

（a）再断裂诊断：

- 类似于初次断裂的前交叉韧带断裂的诊断。
- 检查ACL替换的必要性。
- 考虑到术后时间、移植物的特性（如腘绳肌、BTB）。
- X线检查：骨道的位置（正确、略有错误、完全错误）和宽度。
- 胫骨后倾角增大[16-19]和解剖变异。
- 如有必要，CT/DVT是一种MSCT设

备，CBCT与CT相似，采用另一种技术和标准，分辨率更高（0.2mm切片），可在负重状态下进行三维成像，辐射更少[23-26]。

（b）指征：

- 在骨道的正确位置进行膝关节不稳和/或并发症进行翻修。
- 无移植物和骨道扩大的重建翻修。
  - 可能需要单纯一步手术操作，如使用大号骨栓和挤压螺钉进行两端固定
- 有移植物且未扩大骨道的翻修手术进行翻修。
- 必要时清除异物，如金属螺钉。
  - 单步手术仍有可能，例如，在两侧使用超大骨栓和挤压螺钉
- 或者使用完全不同的骨道，如"翻修"中所述，须将新骨道穿过膝关节内韧带的解剖位置。
- 如果位置不正确或以前的骨道非常大，建议分两个阶段进行修改。3～5个月后，用自体（或同种）松质骨条恢复骨量，进行第二阶段手术。

3.2　后交叉韧带

1. 诊断

（a）症状：

- 如上所述的软组织检查。
- 半月板损伤检查（内侧和外侧半月板）。
- 主动和被动的伸展/屈曲检查。
- 关节囊和完全韧带的稳定性。
- 膝关节屈曲约70°时的后抽屉试验。

（b）稳定性测量：

- 用仪器测量胫骨后移（PTT）（滚轮计/数字关节计）。

- 反向轴移试验（半脱位测试）。

（c）影像学检查：

- 对膝关节进行两个平面的X线检查，以确定是否有骨折或错位。
- 内外翻应力下的侧副韧带。
- 用Scheuba设备下后抽屉应力试验。
- 磁共振成像扫描，用于骨骼和软组织成像，如韧带、关节囊、半月板、软骨、渗出、骨挫伤等。
- CT（三维）骨折、骨道、移植物。
- DVT是一种MSCT设备，CBCT与CT相似，采用另一种技术和更高的标准，分辨率更高（0.2mm切片），可在负重状态下进行三维成像，辐射更少[23-26]。
- pQCT用于检测局部骨质流失和骨质疏松症[27]。

（d）进一步诊断：

- 血液生化。
- 如必要行骨扫描。

2. 保守治疗或手术治疗的适应证

（a）保守治疗：

- 轻度不稳定的新鲜损伤（A级≤5mm，B级≤9mm的胫骨后侧位移差）。
- 后抽屉试验阴性。
- 可调式PCL支具（PCL JACK），持续固定12周。

（b）存在争议的手术适应证：

- 中度和高度不稳定（B级和C级＞10mm）的胫骨后侧位移差。
- 合并不稳定。
- 主观不稳定。
- 活动量较大。
  - 如果PCL有手术治疗的适应证（与前交叉韧带手术流程类似）

    体部或远端撕裂，从外伤到手术之间的间隔时间超过6周。
  - 愈合反应（与前交叉韧带不同）

也是体部断裂，存在交叉韧带残端，从外伤到关节镜检查之间的间隔时间小于6周。

3. 后交叉韧带翻修

（a）后交叉韧带断裂或再断裂：

- PCL功能不全的检查类似于初次断裂。
  - 检查PCL稳定性如上所述。牢记术后早期松弛、移植物的特性（腘绳肌腱与股四头肌腱）
  - X线检查骨道的位置和宽度
- 指征（类似于前交叉韧带翻修术）：
  - 翻修指征取决于骨道情况
  - 在没有移植物，没有骨道扩大，具有正确的骨道和好的骨栓的初次治疗后的翻修，与初次手术类似的单阶段手术，可以使用超大骨栓进行两侧压合固定
  - 尽可能去除移植物
  - 如果骨道扩大且位置错误，建议进行两阶段翻修。在第二阶段手术中使用自体（或异体）松质骨条恢复骨量

3.3　副韧带（内侧和外侧）

1. 内侧副韧带

（a）诊断：

- 临床触诊。
  - 上述软组织检查
  - 半月板损伤检查（内侧和外侧半月板）
  - 主动和被动检查活动范围（伸直/屈曲）
- 临床稳定性测试。
  - 通过伸展、0°、膝关节屈曲20°～30°或更大角度的外翻应力检查MCL的稳定性

- 测试膝关节所有韧带结构（前交叉韧带、后交叉韧带、膝关节前外侧韧带）的稳定性
- X线检查。
  - 膝关节两个平面的X线检查，确认是否有骨折或错位
  - 内翻/外翻应力下的侧副韧带
  - MRI扫描

（b）保守疗法或手术疗法的适应证：
- 保守治疗。
  - 牵拉伤、部分断裂和近端完全断裂，并有防止外翻应力的保护措施（支具）
  - 无撕脱骨折
- 手术治疗。
  - 远端和近端撕脱骨折
  - 多发韧带损伤
  - 与功能相关的慢性不稳定
  - 远端（胫骨侧）断裂

2. 外侧副韧带

（a）诊断：
- 临床触诊。
  - 上述软组织检查
  - 半月板症状检查（内侧和外侧半月板）
  - 膝关节主动和被动活动范围伸展/屈曲
- 临床稳定性测试。
  - 测试LCL在伸展、0°和屈曲20°～30°或更大角度的内翻应力下的稳定性
  - 测试膝关节其他韧带结构（ACL、PCL、MCL）的稳定性
- 影像学检查。
  - 膝关节两个平面的X线检查，确认是否有骨折或错位
  - 内翻/外翻应力下的副韧带

- MRI检查

（b）保守治疗或手术治疗的适应证：
- 不完全损伤，无不稳定，大多保守治疗。
- 完全断裂通常需要手术重建。

影像学检查程序：

普通X线片（图3.9a、b）
- 大多数创伤的标准。
- 情况允许，在身体负重的情况下检查。
  - 检查骨折
  - 错位
  - 退变信号：关节间隙减小、骨质增生
  - 低密度（钙化减少）
  - 游离体
  - 异体材料（图3.9a）
  - 移植物/松动
  - 韧带重建
  - 骨道位置
  - 骨道扩大
  - 后倾角测量（图3.9b）
  - 韧带稳定性/不稳定性应力试验（Scheuba装置、Telos）[21-22]

CT（图3.11～图3.13）
- 检查是否有骨折
- 是否错位
- 退变信号：关节间隙缩小、骨质增生
- 低密度（钙化减少）
- 游离体
- 异体材料
- 移植物/松动
- 韧带重建
- 骨道位置
- 骨道扩大

DVT是一种MSCT设备，CBCT与CT相似，采用另一种技术和更高标准，分辨率更高（0.2mm切片），可在负重状态下进行三维成像，辐射更少[23-26]（图3.14～图3.16）。

- 分辨率更高，0.2mm切片。
- 辐射减少70%。
- 可在人体负重情况下直立放置。
  - 检查是否有骨折（图3.16a、b）
  - 是否有错位
  - 后倾角度（图3.16c）
  - 退变信号：关节间隙缩小、骨质增生
  - 低密度（钙化减少）
  - 游离体
  - 异体材料（图3.14和图3.15a、b）
  - 移植物/松动
  - 韧带重建
  - 骨道位置（图3.14和图3.15a、b）
  - 骨道扩大
    磁共振成像（MRI）
    MRI（磁共振断层扫描）（图3.16）
- 使用不同的对比度和脂肪（T1）或水（T2）回波加权来检查骨骼、骨瘀血、渗出、囊肿、软组织、软骨、韧带等。
- 检查骨折。
- 错位。
- 退变信号：关节间隙减小、骨质增生、骨髓水肿。
- 游离体。
- 异体材料（伪影）。
- 韧带重建。
- 骨道位置。
- 骨道扩大。
    pQCT
- 用于测量胫骨近端、股骨髁、胫骨下端和桡骨远端的骨密度。
- 在随访中，有助于发现炎症影响下的局部骨质疏松的发展[27]（图3.17）。
    超声检查
- 软组织。
- 渗出。
- 韧带。

- 半月板。
- （不稳定）
- 定位注射。
    指征：
    诊断为治疗开辟道路。单发前交叉韧带断裂可分为
- 近端或"股骨端"断裂。
- 体部断裂。
- 远端和胫骨断裂伴有撕脱骨折。
    Meyers和McMeever将骨折分为1～4型[28]。治疗和结果仍在讨论中[29-33]。对于急性1型骨折，建议采取保守治疗。

    据描述，近端"股骨端"断裂可在前6周内成功治愈。以后能否成功取决于前交叉韧带残端质量[34-39]。

    前交叉韧带体部断裂可通过自体或同种异体移植物（如腘绳肌、BTB）重建治疗[40-44]。在合并膝关节脱位的情况下，缝合可作为体部断裂的一种选择[45-46]。见第5章中的手术方法（图3.18）和技术。

    应考虑下肢力线、膝关节形态和增加的胫骨后倾角[16,18,19,47-49]（图3.9b和图3.16c）。

    后交叉韧带损伤大多采用支具能进行成功的保守治疗。动态PCL Jack支架（Albrecht）也用于术后和康复治疗[50]。

    使用Scheuba设备（图3.10a～d）或临床设备（如Rolimeter或Rolimeter）进行X线测量。

    与未受伤的膝关节相比，横向移位存在10mm及以上差异，通常可以像大多数单发后交叉韧带断裂一样行保守治疗（图3.4a～d）。胫骨骨折脱位可采用手术复位治疗。前交叉韧带和后交叉韧带联合损伤可以保守治疗—首先使用动态后交叉韧带支具处理治疗后交叉韧带8～12周。前交叉韧带重建在第二阶段进行。愈合反应是一种成功的替代方法，针对早期超过10mm不稳定的后交叉韧带损伤。富血小板血浆（PRP）或PRP类似物是通过刺激生长因子和动员干细胞来获得[51]。

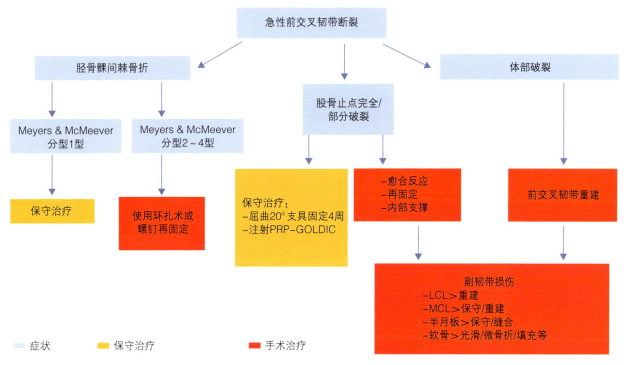

图3.18 前交叉韧带（ACL）破裂的治疗流程。LCL，外侧副韧带

联合病变采用缝合线进行治疗或者重建[46]（图3.19）。

大多数单发的内侧关节囊和内侧副韧带损伤可保守治疗。前4~6周使用伸直或屈曲20°的支具。复杂的前内侧不稳定或慢性不稳定需要重建、加强或缝合[46]（图3.20）。

只有膝关节外侧和外侧副韧带有<3mm的不稳定可以保守治疗。在这些情况下，通过刺激生长因子和动员干细胞的富血小板血浆（PRP）或PRP类似的凝胶蛋白支持是有帮助的[51-53]。>3mm的不稳定性需要进行手术，如缝合、增强或重建[54-57]。联合不稳定往往合并前交叉韧带断裂[54]。

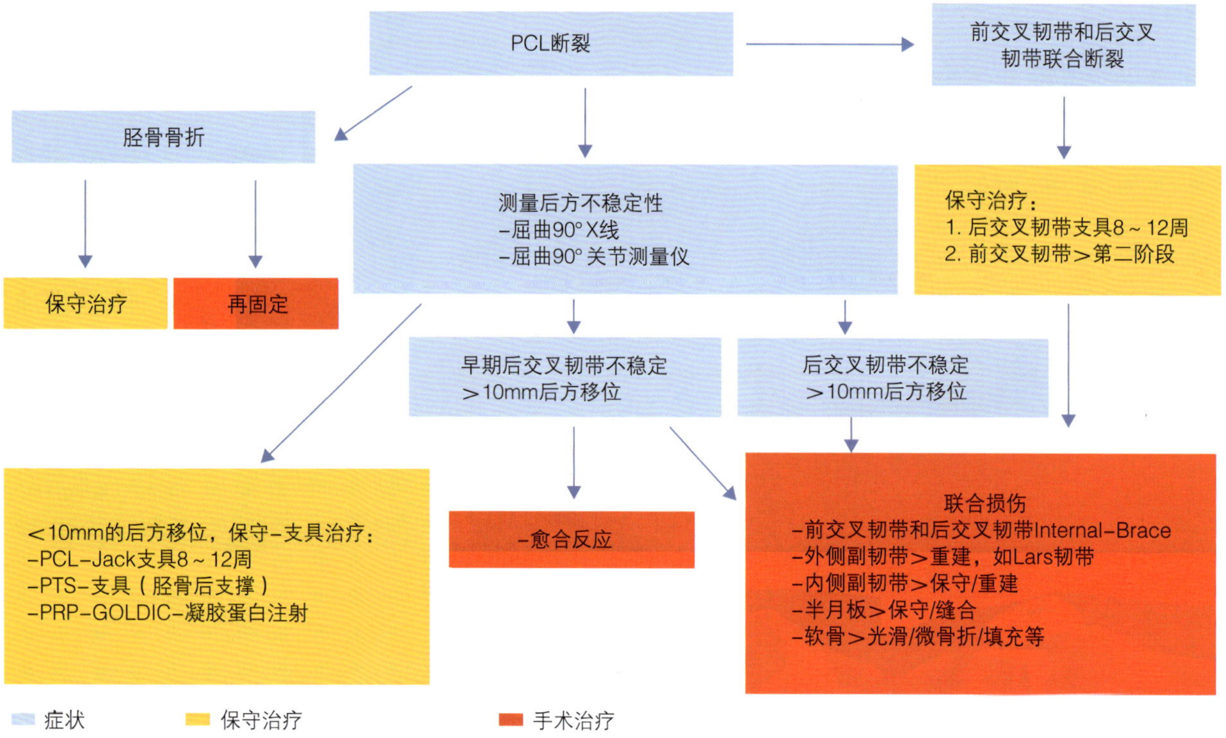

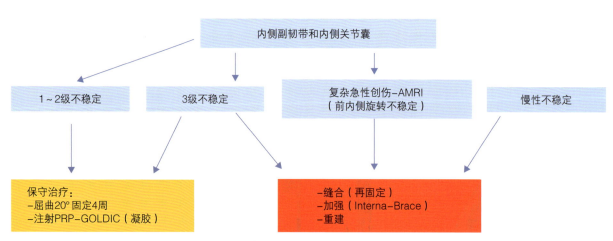

图3.19　后交叉韧带断裂或联合损伤的治疗流程[39]

图3.20　内侧关节囊和内侧副韧带损伤的治疗流程[39]

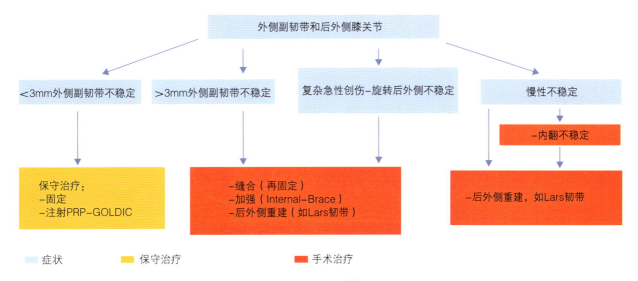

图3.21　外侧关节囊和外侧副韧带的治疗流程。HTO，高胫骨截骨[39]

第4章　前交叉韧带的重建史

前交叉韧带重建是目前骨科手术中最常见的手术操作之一。在德国，每年大约进行4万例前交叉韧带重建。在美国，每年每10万人中有30～78人发生前交叉韧带断裂[1]。这是对这个手术技术发展的一个简短的概述。前交叉韧带重建技术的发展可以追溯到100多年前。由于版权问题，我们无法通过图片来强调重要的历史阶段。有兴趣的读者可以阅读历史出版物和被引用的原始文献。

早在1836年，Weber兄弟就在德国的哥廷根描述了前交叉韧带的解剖结构[2]。这项工作已经包含了对解剖、关节中韧带的位置、纤维结构和功能束的精确描述。在1921年，Testut和Jakob描述了前交叉韧带与外侧半月板和胫骨平台之间非常详细的解剖关系[3]。在国际文献中，第一次提到前交叉韧带重建是在1917年，由Hey Groves在布里斯托尔进行的，他用从髂胫束中取下的筋膜条取代了前交叉韧带（在参考文献4和5中描述）。1903年，Robson在一名矿工身上通过一期缝合修复了两条交叉韧带[6]。

在德语文献中，Giertz在1913年报道了用髂胫束替代前交叉韧带的案例。1914年，Grekow描述了游离阔筋膜条的使用（在参考文献7和8中描述）。德国海军外科医生Zur Verth在1932年采用了髌腱重建前交叉韧带术[9]。

也许是因为两次世界大战的混乱及其后果，只有少数报道描述了前交叉韧带重建。尽管有研究报道了使用髌腱[10-11]、半腱肌腱[4,12]和有活性的股薄肌腱[14]当作韧带替代物，但这些方法并未成为创伤骨科中的常规临床手段。

在1926年，Edwards率先使用了半腱肌腱和股薄肌腱[15]，在1950年，Lindemann和O'Donoghue恢复使用这些肌腱作为移植物[16]。在1963年，Jones描述了一种新技术，胫后肌腱中间1/3用作移植物[17]，在1966年，Brückner报道了取自中间1/3的游离髌腱当作移植物[18]，这是多年来的"金标准"。

在20世纪70年代，关于前交叉韧带产生了新的潮流和发展。Torg等报道了相关诊断的优势，先是前抽屉试验，后又有Lachman试验，从那时起，它就一直是临床诊断的一部分[19]。在1973年，Galway和MacIntosh描述了一种与患者的主观不稳定性有临床相关性且精确的轴移试验[20]。

也是在1973年，Hughston和Eilers描述了膝关节内侧副韧带损伤时起支撑作用的后斜韧带，

---

1 However, the chapter has been preserved, at least in outline, for reasons of completeness and the author's deep gratitude to the astute researchers and developers in our field

© Springer Nature Switzerland AG 2022

G. Felmet, *Press-Fit Fixation of the Knee Ligaments*, https://doi.org/10.1007/978-3-031-11906-4_4

并发表了一种重建后内侧结构的手术技术，包括关节囊的修复[21]。各种没有移植的修复被描述为"Hughston重复"[21-24]。

为了理解患者的主观不稳定与轴移试验之间的关系，已经研发和公布了许多针对膝关节外侧不稳定的技术和方法，目的是消除轴移现象[11,25]。Werner Müller在他的《膝关节》一书中描述了使用股四头肌腱进行解剖重建的方法[25]（图4.1和图4.2）。

直接修复前交叉韧带本身并不是外科医生的重点。由Feagin和Curl进行的一项为期5年的随访显示，缝合后，前交叉韧带功能不全发生率较高。他们的结论是"不要对前交叉韧带进行一期修复，因为预后不好"[26]。在20世纪70年代，前交叉韧带断裂的治疗无论是保守还是手术，都非常有争议。

在1963年和1966年，Jones和Brückner[18]分别报道了用髌腱移植物进行前交叉韧带重建的案例。最初固定在胫骨头的移植物太短，因此，Wirth等得出结论，Brückner的手术应改良为游离移植[27]。随后在1976年，Franke首次报道了改良的Brückner技术的临床研究结果，该技术采用了一种自由移植法，即使用取自胫骨和髌骨两侧的带骨塞的髌骨腱作为移植物[28]。

a   b

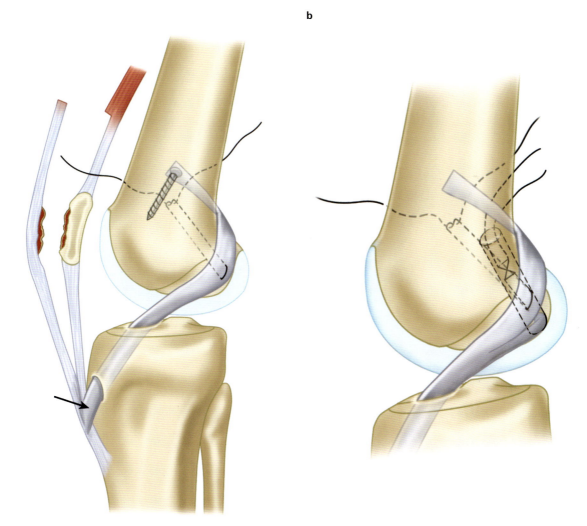

图4.1 **a、b.** 在双束重建手术中，远端固定的髌骨腱通过胫骨骨道引导进入股骨骨道，并覆盖其上端进行固定

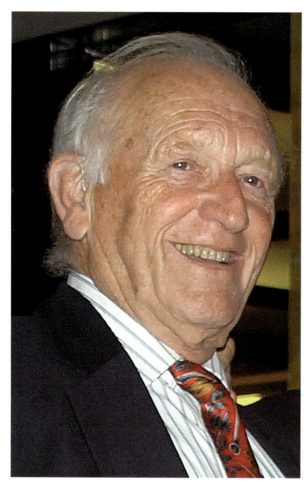

图4.2　Werner Müller教授，从1970年起担任巴塞尔大学骨科系主任，1998年名誉退休

在20世纪80年代，这种手术概念被确定为"金标准"[29]。即骨栓部分不依赖材料（螺钉、钢板等）进行固定。

1987年，Lambert和Kurosaka等引入界面螺钉来固定骨道中的骨栓[30-31]。在20世纪80年代，采用微小关节切口进行前交叉韧带重建。为了定位股骨骨道的解剖位置，在后侧（最上方）的位置使用股骨钻孔和定位系统。

可以在关节外用线固定或者用骨栓在骨道内挤压固定[32]。1982年，Clancy支持行前交叉韧带重建时，同期行外侧肌腱固定术来保护移植物。

除了用患者自己的髌腱进行前交叉韧带重建外，使用合成材料进行重建也逐渐普及。

在20世纪70年代后期引入关节镜技术进行半月板手术后，在镜下进行前交叉韧带手术和寻找假体材料是一个合乎逻辑和必要的步骤。1982年，Dandy及其团队提出了一种通过结合使用微创技术和合成材料来降低手术并发症的理念[33]。

在欧洲，特别是在德语国家，已经发布了一些关于使用合成韧带进行前交叉韧带重建的乐观报告[34-36]。但从长期看，这些合成材料表现出很高的失败率和再断裂率。

20世纪90年代可以被认为是腘绳肌腱移植的10年。骨-髌腱-骨（BTB）移植后的相关并发症主要集中在如关节纤维化、髌骨下移以及发生率较高的髌股关节炎[37]。

带襻钢板（Endobutton）的引入为关节镜下肌腱固定铺平了道路，如用于固定骨道中的肌腱[38]（图4.3和图4.4）。

1987年，Hertel报道了一种在肌腱两端都采用无材料的开放式压合固定方法。1990—2005年间，不同的学者研发了多种基于解剖结构的关节镜手术器械和压合固定方法，以匹配各种不同类型的合成韧带。这段特殊的历史在第1章中都有报道[41-47]（图4.5）。

关节镜技术和前交叉韧带重建术的普及率较低。为简化手术过程，发明了经胫骨技术，即通过胫骨骨道进行股骨端定位。这是一种快速但"错误的方法"[48]。

过于偏离解剖学位置，即"12点"位的植入，会导致一系列问题[49]。

20世纪90年代末，通过股骨前内侧骨道引导的单束重建技术也被接受[50]。

在后续的研究中，由于轴移试验阳性的患者会出现持续性的膝关节不稳定，因此双束技术的发展应运而生。主要目的是更好的维持膝关节的旋转稳定性。双束重建可以更好的模仿膝关节生理功能。

解剖学观察和生物力学研究显示了单个纤维束的相互张力。结果表明，后外侧束在接近伸直位时传递了更高的力[51]。关于单独使用半腱肌或

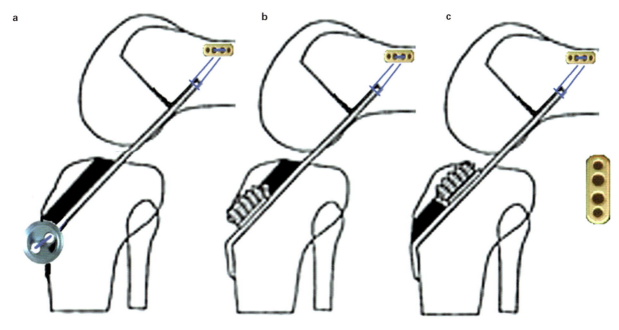

图4.3 a ~ c. 20世纪90年代用于前交叉韧带重建的带襻钢板

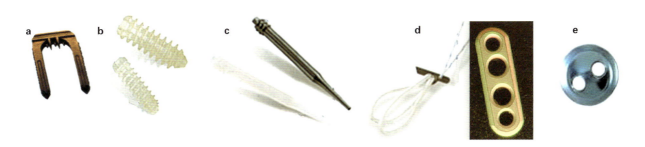

图4.4 各种内固定装置。**a.** U形钉。**b.** 由金属材料、不可吸收材料和可吸收材料制成的界面螺钉。**c.** 由金属材料、不可吸收材料和可吸收材料制成的横穿钉。**d.** 带襻钢板。**e.** 缝合盘

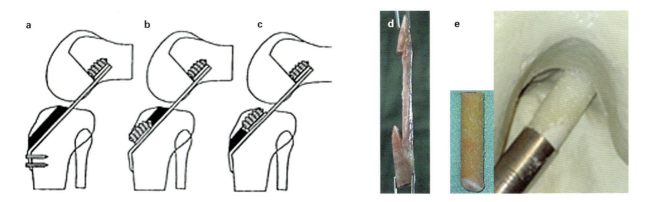

图4.5 **a.** 采用U形钉和界面螺钉在远端固定置入韧带。**b.** 骨道中心位置的两枚界面螺钉。**c.** 在关节附近的近端固定。**d.** 自1987年以来，髌骨肌腱一直无须材料固定[40-41]。**e.** 自1998年以来开始使用的空心铰刀[44]

联合使用股薄肌的双束重建的不同技术方法已经发表[52-53]。

股骨侧固定使用带祥钢板或小型界面螺钉。而在胫骨侧，使用小型界面螺钉进行锚固，或者在外部建立皮质骨桥+螺钉进行固定[54]。

许多生物力学研究比较了双束技术与单束技术的优劣，然而临床研究不支持双束技术优于单束技术[55]。由于双束技术的手术创伤更大，优势不明显，所以它并没有成为标准方案。

如今，通过前内侧入路在膝关节最大屈曲时采用单束技术进行前交叉韧带重建已被广泛接受。而双束技术的经验积累和技术进步使得对孤立的前内侧或后外侧前交叉韧带损伤进行单独重建成为可能[56-57]。

个体化的前交叉韧带重建手术需要对各种移植物有所了解。例如股四头肌腱移植物（BT或BTB），带或不带骨栓的髌腱，腘绳肌腱也是常用的移植物之一。已确立的内固定技术包括界面螺钉、带祥钢板和骨桥固定。此外，这些移植物的特殊压合固定方法也已经应用了20多年[43]。

第5章 无须固定物和嵌压固定前交叉韧带重建的历史和手术技术

5.1 介绍

本章介绍了嵌压固定前交叉韧带（ACL）重建的历史、生物力学证据、手术技术及临床效果，主要包括了最先进的全嵌压固定技术的演变、发明以及其适用于所有膝关节移植物重要操作步骤。由于目前ACL手术技术主要是基于工业以及固定材料相关，因此无固定物的手术技术其推广较为困难，尽管该技术可以取得良好的效果。个人的努力、政策的支持以及必要的运气是建立一个科学工作群体的基础。

一些因素，包括手术时机、移植物的选择、骨道位置、移植物张力、移植物固定方法以及术后的康复进程对于ACL重建手术是至关重要的。骨–髌腱–骨（BTB）和腘绳肌腱是最常用于ACL重建的，而二者均能取得良好的长期结果。股四头肌腱（QT）是新近出现的一个吸引人的选择，因为其可以预测厚度，并减少供区的并发症发生。

稳定的移植物固定至关重要，因为术后前6～8周主要依赖的是固定物初始的稳固固定。临床上采用了很多种可吸收的以及不可吸收的植入物，包括螺钉、门形钉、纽扣钢板等。尽管这些植入物可以提供良好的初始稳定性以进行快速康复，它们也可能会出现松动、骨溶解以及软组织的激惹。费用也是另一个重要的因素，同时在影像学随访时可造成信号干扰。翻修手术则尤其具有挑战性。为了避免这些所有非生物学的植入物，Hertel在1987年介绍了一种全新的嵌压固定BTB的手术理念。在最开始，该技术是通过小切口ACL重建实现的，而在过去的20年中，其应用以及其对本文其他作者的影响使本理念可通过全关节镜下各种移植物完成，并延伸至其他韧带重建中。其生物力学试验结果良好，且很多研究者都发表了该技术良好的长期临床结果。

5.2 无外来固定物ACL重建的历史及手术技术

带骨块的髌腱移植物是1966年由Bruckner、1963年由Jones和1982年由Clancy等使用。Hertel在1989年最早提出发明了股骨侧的应用BTB移植物的嵌压固定技术。该技术利用髌腱的末端的骨块，通过嵌压固定方式将其固定于尺寸稍小的骨道当中。该植入物模仿了ACL条带状的解剖结构。他使用的是髌腱的中1/3部分。在髌骨侧，获得一个浅圆盘形深5mm的骨块；而在胫骨侧，获得以直径宽于股骨骨道约0.5mm的截面为方形

© Springer Nature Switzerland AG 2022
G. Felmet, *Press-Fit Fixation of the Knee Ligaments*, https://doi.org/10.1007/978-3-031-11906-4_5

的骨块。股骨骨道通过由内向外的方式通过8mm的空心钻钻取，然后由骨道扩张器扩至9mm。一个9.5mm的胫骨骨块通过由内向外的方式置入股骨骨道，直至骨块于关节面齐平。胫骨骨道通过空心钻使用标准的方式钻取。一个在胫骨骨道口上方截取一个5mm的骨块。通过骨凿将胫骨槽凿深。接着，将髌骨骨块置入骨凿的间隔以固定移植物（图5.1）。

之后，该技术经过改进从而可以通过关节镜技术实现（图5.2和图5.3）。在股骨骨道方面，Hertal与Bernard等通过了象限法描述了股骨骨道的位置。在同一时间，Wuschech也提出了无须固定物的BTB固定技术。

在1993年，Boszotta发明了一种关节镜技术，可以通过空心摆锯快速和标准化获得圆柱形的骨块，以确保安全和足够的嵌压固定（图5.4）。一

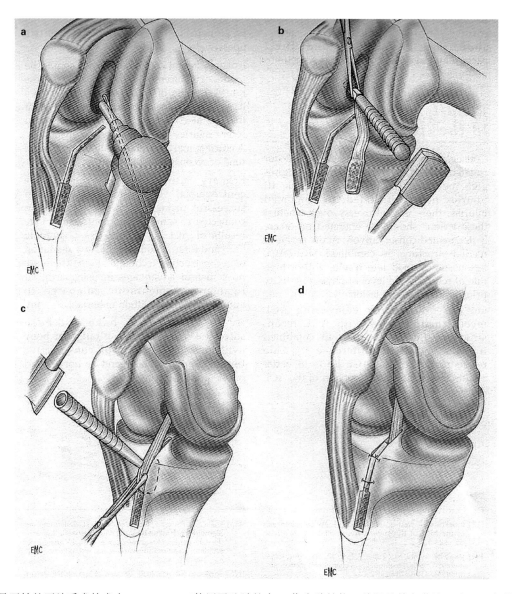

图5.1 在最开始的开放手术技术中，Peter Hertel使用了髌腱的中1/3作为移植物。从胫骨前方获取一个5mm宽的三角形骨块。屈膝120°，在探钩前方的过顶（Over the Top）位置使用空心钻钻取股骨骨道（**a**）。带有移植物的胫骨的骨块通过推入器推进股骨骨道。移植物的髌骨皮质骨-韧带部位位于胫骨的前方（**b**）。膝关节屈曲20°，胫骨的骨槽通过骨凿敲深，并将髌骨的骨块置入骨凿创造的间隙中，并在远端拉进移植物。将髌骨骨块的松质骨部分至于外侧，此时移植物纤维的排列成平行分布（**c**）。所有的间隙由骨块和骨片填充。三角形的骨块通过缝线固定于其骨床上（**d**）

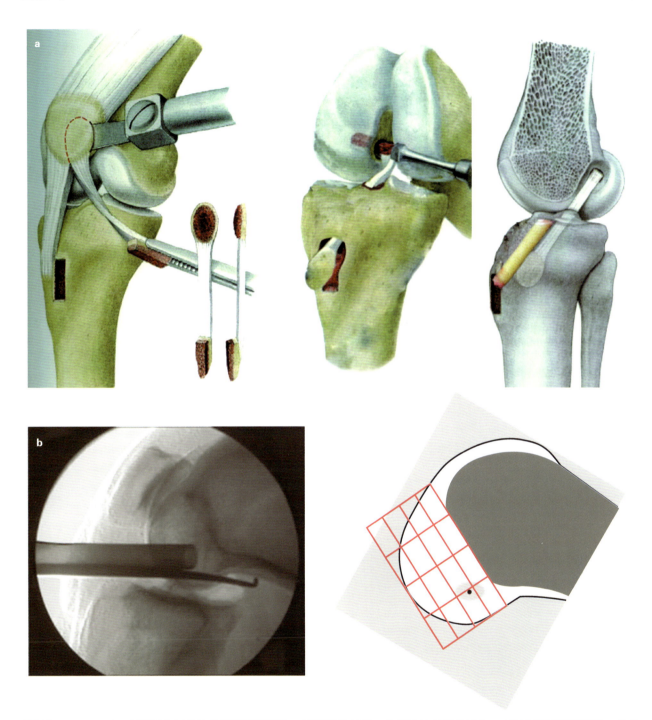

图5.2 a. Peter Hertel使用了中1/3的骨髌腱骨移植物,该移植物具有一个扁平的条带状结构。在屈曲时固定移植物。髌骨的骨块在其之后的方法中无须修整,而是通过一个骨道并将骨块填充一个骨柱进行固定。b. 解剖止点的位置是由Manfred Bernard和Peter Hertel描述的"象限法"进行定位的

个类似的应用于股四头肌的技术由Barie等和Akoto等发表。Gobbi等在1994年发明了由外向内置入的单股骨圆锥形嵌压固定技术。

在1995年,Felmet发明了他自己的髌骨

BTB"全嵌压固定"技术并且发明了由底向顶(BTT)的置入以进行移植物的自适应张力。在1998年,他为BTB和QT通过不同的金刚石空心钻标准化了嵌压固定的技术。在2004年,他展示了

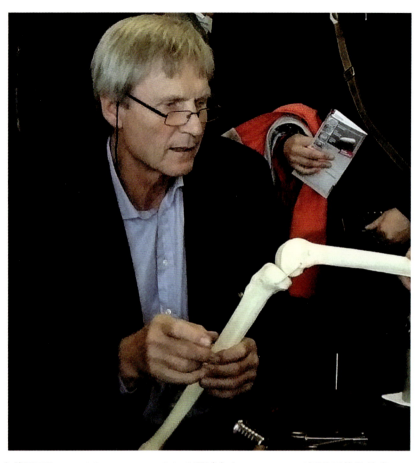

图5.3 2009年，在德国Villingen–Schwenningen，Gelenk研讨会上，Peter Hertel展示了他的技术

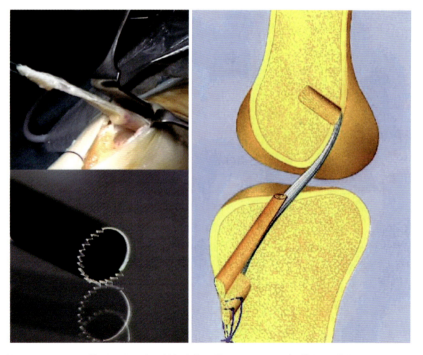

图5.4 澳大利亚的Harald Boszotta使用了空心摆动钻（德国的Richard Wolf提供）去获得一个骨–髌腱–骨移植物并准备骨道的嵌压固定

针对腘绳肌腱的全嵌压固定技术，和适用于空心钻的管道定位器（见5.3节）。

在1998年，Passler和Mastrokalos首次描述了应用腘绳肌腱移植物无固定物的ACL重建。半腱肌和股薄肌腱通过一个单结捆绑在一起。在股骨侧钻取一瓶颈样的骨道，其中张力环的结紧紧固定于髁皮质近端的解剖止点处，因而避免了悬吊固定引起的"蹦极效应"。胫骨侧则是通过缝线骨桥固定（图5.5）。Liu等则是通过一个附加的骨柱而非打结完成该手术。

也有学者描述了混合固定方式，股骨侧应用嵌压固定而胫骨侧则是用植入物固定。Pardo等在2004年发明了一种通过由内向外和由外向内的经骨桥的双束腘绳肌腱无固定物ACL重建，而胫骨侧则采用了界面螺钉固定。

针对BTB，腘绳肌腱和股四头肌肌腱的无固定物和嵌压固定方式的研究和结果见表5.1。

5.3　全嵌压固定技术的历史

时间的步伐和影响会激励读者去寻找到他们自己的手术方式。

Felmet在那时受到的是钛制界面螺钉的影响，他在不了解Hertel和Boszotta工作的情况下，于1995年发明了他自己BTB"全嵌压固定"技术。在前期时他开始通过摆锯获取髌骨和股骨的楔形骨块，取自髌腱的中1/3（图5.6）。通过手术他观察了原始未受伤的ACL并了解到了ACL在屈伸时的张力变化，并将之用到了之后他发明的自适应移植物张力理念中。从胫骨结节获取的骨块在近关节侧通过嵌压固定技术固定于胫骨骨道。在股骨侧，他将髌骨远端的骨块深深推进股骨骨道，此时移植物已开始受到张力。第二个骨块固定于近原始止点处（图5.7）。Felmet从远端至近端，从胫骨骨块开始固定（与传统的固定方法相

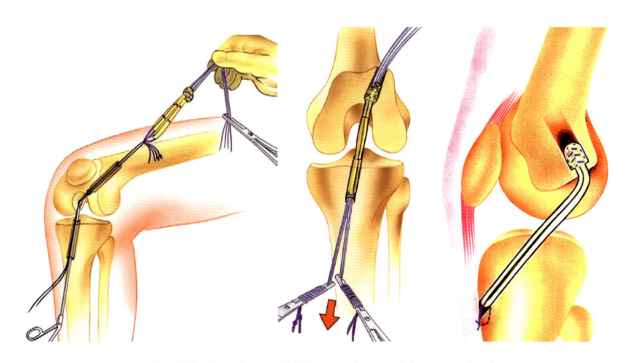

图5.5　Pässler和Mastrokalos的使用自体腘绳肌腱无内置材料的ACL重建手术。将半腱肌和股薄肌使用一个单结绑在一起。在股骨端钻取一个瓶颈样的骨道，并将线结的张力环牢靠固定在髁顶部的皮质近端。在胫骨侧则使用缝线穿骨桥技术固定

表5.1 14项针对无植入物固定的研究及其研究结果。13项研究是股骨侧通过嵌压固定。5项研究使用了界面螺钉进行BTB移植物的胫骨侧固定。4项研究通过骨桥缝合进行胫骨侧的固定，1项研究使用了腘绳肌腱在股骨端使用了瓶颈样结固定。3项研究使用了嵌压固定。5项研究使用了"全嵌压固定"并使用了自适应的由底向顶（BTT）固定，并且移植物包括：①髌骨BTB；②腘绳肌腱；③股四头肌腱。通过标准化、简单化技术，并且提高器械的精准性以获得更好的临床结果

	Hertel[28]	Gobbi等[35]	Biazzo等[43]	Felmet	Al-Husseiny和Batterjee[42]	Pavlik等	Wipfler等[4]	Wipfler等[4]	Halder等[46]	Felm等	Barie等	Widuchowski等[65]	Akoto等	Felmet
年份	1987—1991	1994—1995	1994—1997	1998—2000	1998—2000	1998—2002	1998—1999	1998—1999		2003—2005	2007—2008		2010	2009—2012
移植物	BTB	BTB	BTB	BTB	BTB	BTB	BTB	腘绳肌腱	BTB	腘绳肌腱	股四头肌TB	BTB	股四头肌TB	股四头肌腱
股骨技术	嵌压固定	Conical press-fit	嵌压固定	自适应BTT嵌压固定	嵌压固定	嵌压固定	嵌压固定	Knot in bottle neck	嵌压固定	自适应BTT嵌压固定	嵌压固定	嵌压固定	嵌压固定	自适应BTT嵌压固定
胫骨	胫骨槽和嵌压固定	皮质骨螺钉和金属丝	界面螺钉	Press fit	螺钉/staple	IF螺钉	骨桥	缝线骨桥	嵌压固定	嵌压固定	缝线骨桥	IF螺钉	缝线骨桥	嵌压固定
随访（人）	10.7	5（36~62 mm）	20	10.3（9.6~10.8年）	2.4（22~41 mm）	3（24~77 m）	8.8	8.8	2.4（20~40 mm）	7（5.3~7.5年）	12.4（12~14）	15	1	5（4.1~5.8）
n	95	93	56	148	42	285	28	25	40	152	106	52	30	97
年龄（岁）	42	38.2	23（18~39）	40.2	26（21~46）	29.1	29.9（25~55）	34.2（26~64）	30（16~54）	37.9	30（18~45）	28（16~43）	31（16~47）	32（17~46）
主观IKDC A/B	95%	—	—	96%	—	—	—	—	87.50%	98%	—	77%	86.10%	94%
客观IKDC A/B	98%	—	—	95%	—	—	—	—	—	96%	—	—	96.70%	96.40%
IKDC total A/B	84%	57%	64%/32%	87%	88%	84%	84%	94.40%	—	89%	86%	—	—	89.20%
KT 1000/digital Rolimeter（mm）	1.8mm	—	—	1.42（+0.88）mm	—	1.91（+2.1）mm	—	—	1.3（+2.2）mm	1.12（+0.72）mm	1.36（+0.9）mm	—	1.6（±1.1）mm	1.09（±0.53）mm

关于无须材料的嵌压固定方式的研究

表5.1（续）

	Hertel[28]	Gobbi等[35]	Biazzo等[43]	Felmet	Al-Husseiny和Batterjee[42]	Pavlik等	Wipfler等[4]	Wipfler等[4]	Halder等[46]	Felm等	Barie等	Widuchowski等[55]	Akoto等	Felmet
Lachman A 0～2.9mm	69%	32%	68%	97%	95.20%		95%	91.70%		97%	83%		83%	96.60%
Lachman B 3～5.9mm	15%	43%	32%	3%	4.80%					3%	17%		3.30%	3.40%
轴移试验阴性	90%	67%		90%						90%			86.70%	91%
滑动	7%	35%		7%						8%				8%
Lysholm	93%					93.5	87.28	91.82			88.5（±12.7）	86.4		
Tegner评分														
Pre-trauma	6.8			6.9			6.2	6.14		7.1			与之前相同 86.7%	6.8
随访（人）	6	7		5						5.5	6	6.9	5.8	5.8
并发症				胫骨骨道扩大1，股骨骨道扩大3，感染3，骨折0	感染1				伸直受限1，胫骨骨折1，髌骨骨折1，感染1	胫骨骨道扩大1，股骨骨道扩大1，感染1，骨折0	再断1，伸直受限>5° 1		伸直受限1	胫骨骨道扩大0，股骨骨道扩大0，感染0，骨折0
髌股关节骨性关节炎	31%	17%		33%						24%			10%	6%
骨性关节间隙增大	45%			27%						22%				2%

TB，肌腱骨；IKDC，国际膝关节文献委员会

图5.6　Felmet在1995年通过摆锯获取了髌骨和胫骨结节中外1/3的髌腱和楔形的骨块

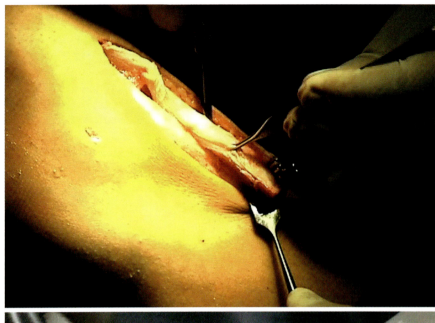

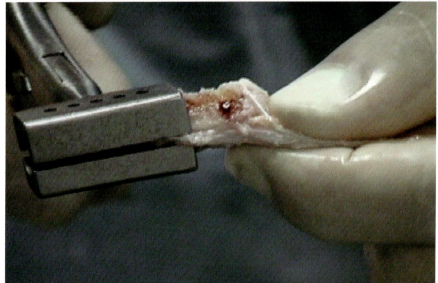

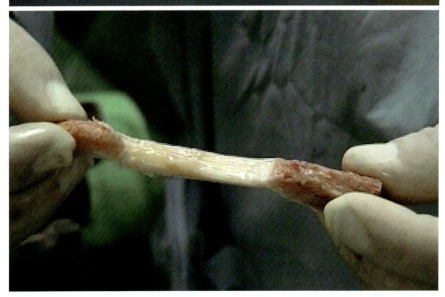

图5.6　Felmet在1995年通过摆锯获取了髌骨和胫骨结节中外1/3的髌腱和楔形的骨块

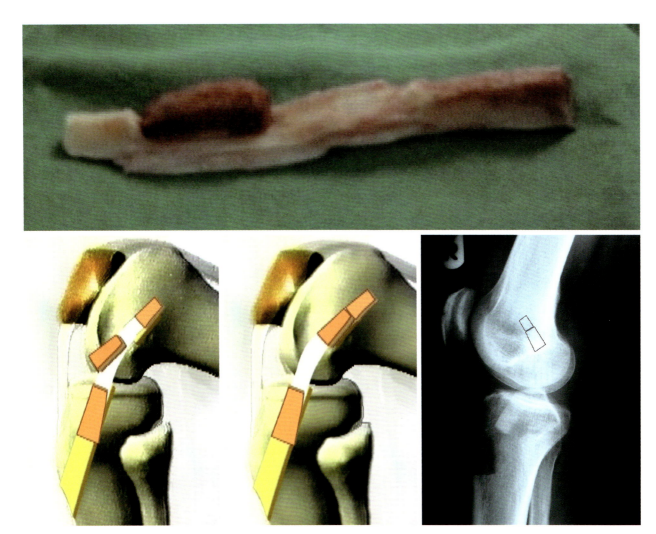

图5.7 胫骨结节处的骨块通过嵌压固定于近关节处的胫骨骨道。在股骨侧，髌骨远端的骨块置入股骨骨道内并将移植物拉紧受到张力。第二个骨块固定于其原始止点处

反）。在屈膝120°时他拉紧韧带并将其通过两个骨块固定在近膝关节处。尽管移植物屈曲时受到了张力（通常ACL在屈膝90°时不受到张力），张力会在伸展时逐渐增加，并在正常膝关节功能的基础上进行力学上面的自我适应（图5.9）。自此以后，自适应的"由底向顶"（BTT）的张力固定技术成为了全嵌压固定ACL和韧带重建的基础。

在1998年，Felmet发明了一种不同尺寸的空心钻以精准和可重复性良好的获取移植物。金刚石空心钻可以在有水流的情况下通过湿磨法进行钻取。髌骨BTB移植物的骨柱通过两个尺寸进行

获取。首先，通过一个9mm的金刚石钻在髌骨远端以一个低平的角度获取一个小的骨柱。接着通过连接的韧带置入一个11mm的金刚石钻，从胫骨结节处获取一个骨柱。这个条带状的移植物可以模拟前内侧束（AM）和后外侧束（PL）（图5.10和图5.11）。

自1997年起，Felmet开始将QT作为翻修手术的骨–腱移植物。从1998年开始，他使用了第二个骨柱作为BTB的移植物。到今日，QT通常不需要使用髌骨了。通常，从胫骨骨道获取的骨柱通常用于股骨段的固定（图5.12）。

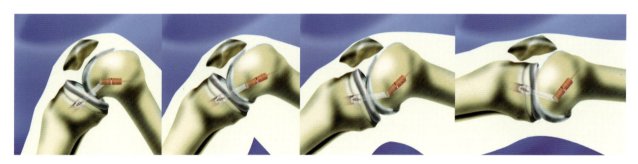

图5.8　骨–髌腱–骨的嵌压固定技术（由底向顶固定方法）：①骨块通过嵌压固定于近关节处的胫骨骨道。髌腱–骨移植物拉入股骨骨道并拉紧受到张力；②屈膝120°时通过第二个骨块将其固定于ACL原始止点处

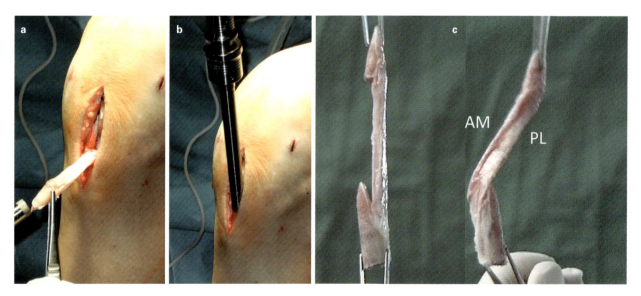

图5.9　移植物在膝关节屈曲时拉进受到张力（通常ACL在膝关节屈曲90°时不会受到张力）。张力在膝关节伸展时逐渐增加并且正确地从生理上适应膝关节的功能

图5.10　**a.** 将一个9mm的中空钻以一个较平的角度穿过髌骨远端。将获取的半骨柱及中1/3的髌腱放入一个（**b**）11mm的钻中并获取一个2cm的骨柱（**c**，为1998年的图）。获取9mm和10mm直径骨柱的骨–髌腱–骨移植物。条带状的移植物模拟了前内束和后外束

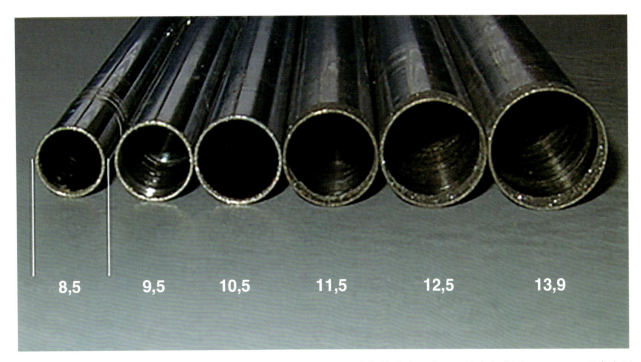

图5.11　ACL重建和翻修中应用的金刚石空心钻，通过湿磨法用水保持清洁和降温。该直径范围8~14mm。通常应用8~11mm的直径

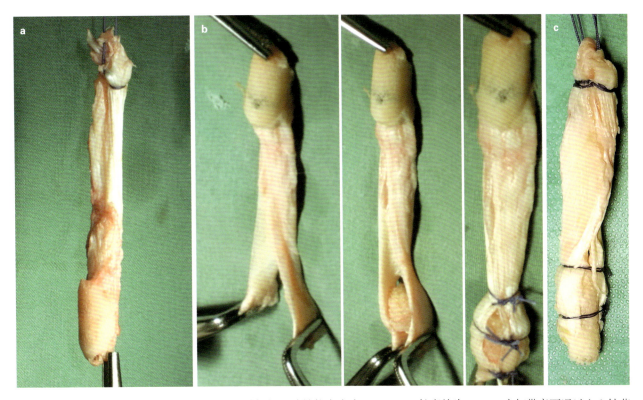

图5.12　获取中1/3和前2/3的股四头肌腱作为移植物。移植物宽度为8~10mm，长度约为70mm。在韧带旁可通过空心钻获取一"半骨柱"（**a**）。一个9.4mm的胫骨骨柱通过与腘绳肌移植物类似的方式缝合固定在近端分开的股四头肌之间以作为骨-腱-骨的移植物（**b**）——或通过我们目前的方式——获取移植物时不再获取髌骨的骨柱（**c**）。置入的方式和前文的类似（图5.7和图5.8）

在后来，Huber发明了一种通过摆锯获取移植物的相似方法，只不过是由上至下固定。同时，在不知道他人研究的情况下Halder发明了一种髌腱BTB双嵌压固定方法，从上至下进行张力调整。

在1997年和1998年，Felmet使用了同源ACL替代物。通过获取髌骨-髌腱-胫骨移植物以完成全嵌压固定（图5.13）。该技术在3例固定后前向稳定性较自体移植物差后停止应用了。据我们所知，欧洲同源外植体（European Homologous Explants）的生物学不耐性从未被观察到。

在20世纪90年代的后期是机器人手术技术和计算机辅助技术的新纪元。在1998年，Felmet同时也参与了机器人辅助下ACL重建的研究中。这是针对ACL解剖重建共识迈出的新的、重要的一步。机器人的使用需要CT的匹配和规划。CASPAR（Computer Assisted Surgical Planning and Robotics）是属于德国Rastatt的OrthoMaquet公司的。该机器人是由德国Marburg大学的Gotzen教授和Petermann医生使用，最早于1998年4月28日在Rastatt开展，通过全嵌压固定的金刚钻进行更高精准性的操作（图5.14）。它并不常规使用，而是一种重要的技术上可能和有助于手术的方法。

在2004年，Felmet发明了他为腘绳肌腱嵌压固定技术并展示了新发明的管状导向器（图5.15和图5.16）。腘绳肌被折成4股，并应用从胫骨骨道获取的9mm骨柱置入其中（图5.17）。骨柱提供了一个为骨-骨愈合的骨窗并形成了一个C形的，接近原始胫骨止点的形态（图5.18）。在近端，置入股骨骨道的移植物骨柱形成条带样的结

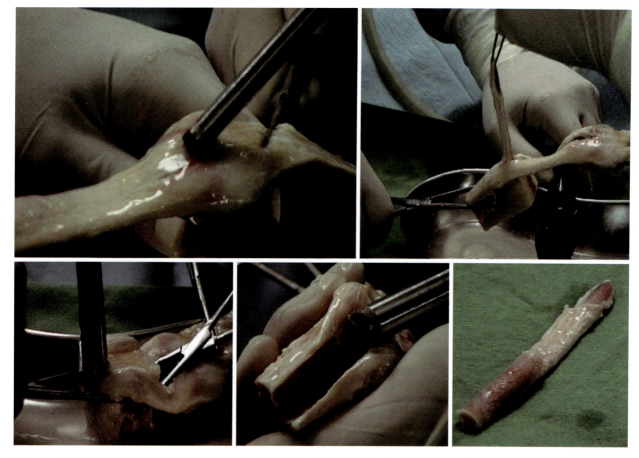

图5.13 通过金刚石空心钻获得同源的骨-髌腱-骨移植物，并使用全嵌压固定技术的3个病例。此技术应用于1998年

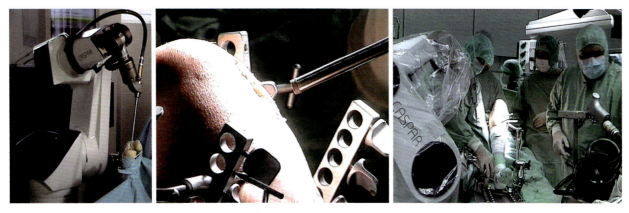

图5.14　20世纪90年代机器人手术起步的年代。德国Rastatt的Orthomaquet公司的计算机辅助手术规划和机器人（CASPAR）需要CT以完成匹配和手术规划。德国Marburg大学的Gotzen教授和Petermann医生1998年4月28日在Rastatt的观众面前完成了一场手术直播。术中使用了Felmet的金刚钻设备

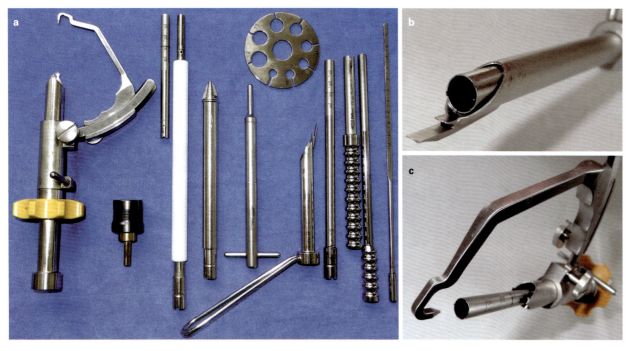

图5.15　在2004年，Felmet展示了他为腘绳肌腱作为移植物设计的嵌压固定技术以及管状定位器设备。**a.** 常规使用9mm的空心钻、股骨和胫骨（扩张器）适配器、万能钻机适配器、锥形钻、锥形推入器、取腱器、填充器、尺子、股骨定位器（**b**）和胫骨定位器（**c**）

构以模拟纤维束的解剖（图5.19）。

自2005年起，这些手术器械通过德国的Articomed公司和位于德国Dietzenbach的Reinhard Feinmechanik GmbH生产。由于卫生的原因，2007年设计了一次性的和阿尔法锁连接金刚石切割器。各种直径的提取器、填充器和管状定位器被

设计出来。其前端具有给骨提供稳定的力学、可以用力切割以及产生低热量的功能，并且产品的费用低廉。

这些器械直到2010年才有第二家生产商ARTICOsolutions实施，该公司是Dannoritzer医学器械公司的分公司（Tuttlingen，德国）。他们

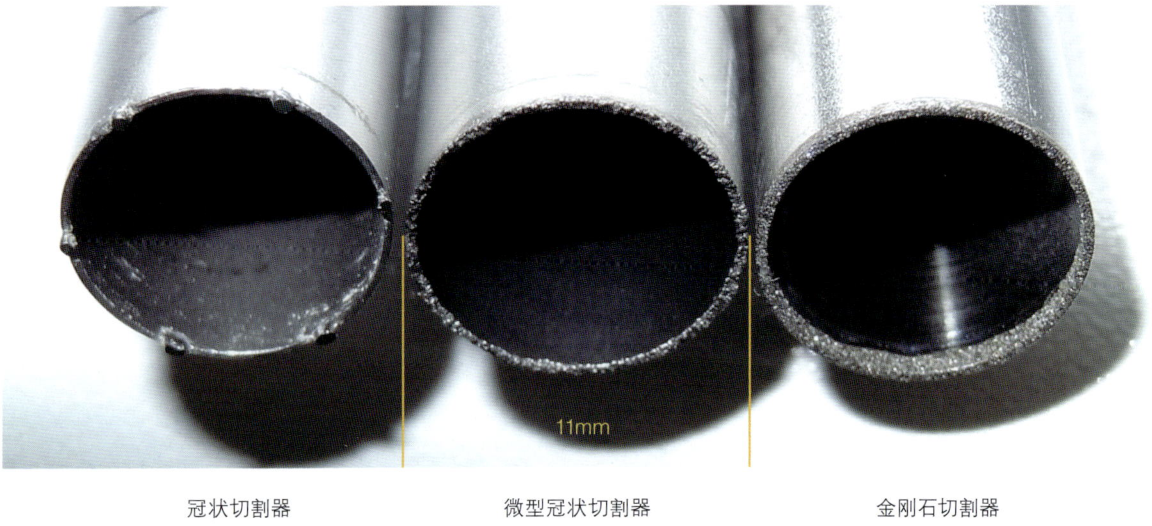

冠状切割器　　　　　　　　微型冠状切割器　　　　　　　金刚石切割器

图5.16　"冠状切割器"和"微型冠状切割器"在2010年更换为超级耐腐蚀金属以代替金刚石

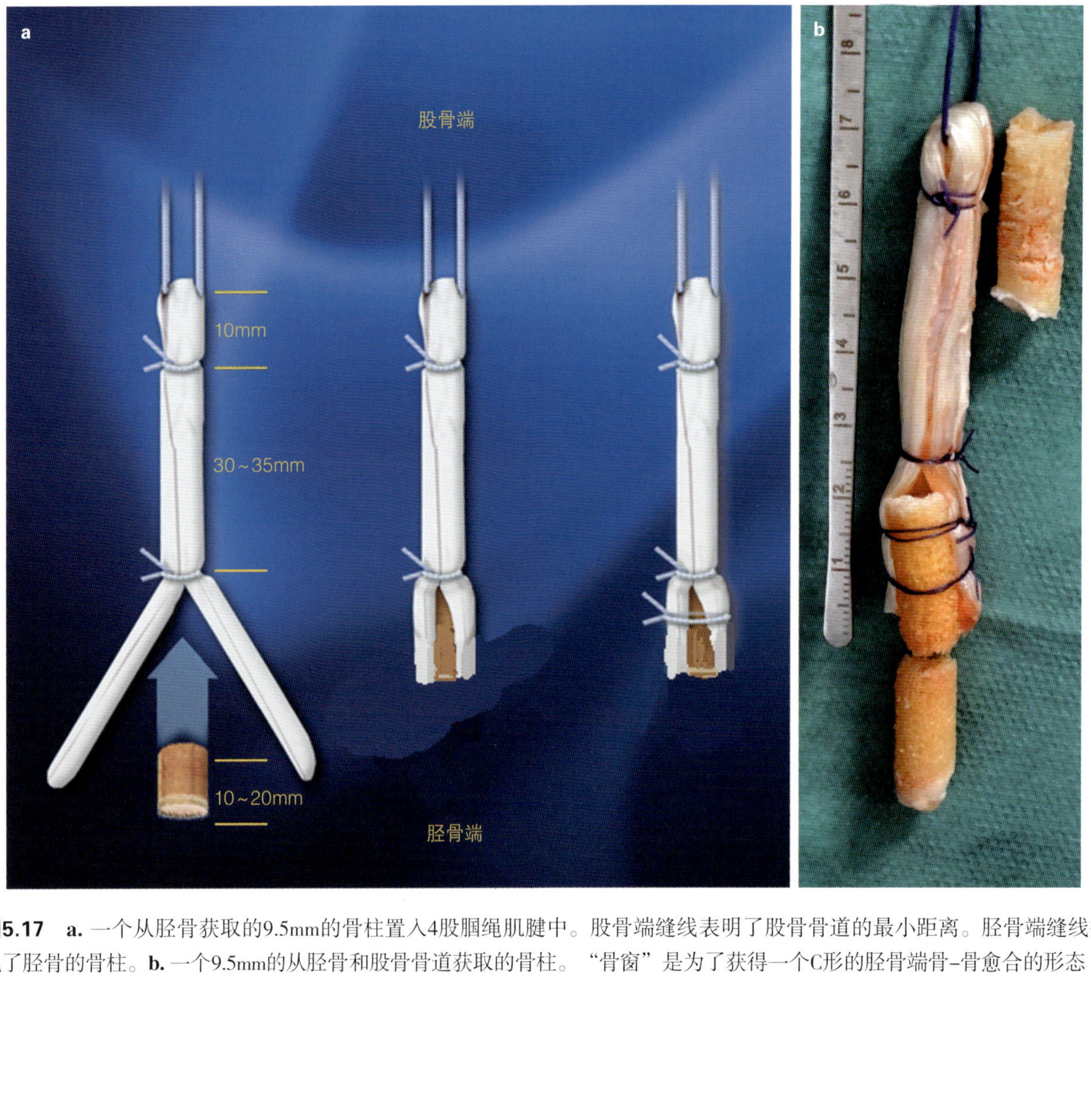

图5.17　**a.** 一个从胫骨获取的9.5mm的骨柱置入4股腘绳肌腱中。股骨端缝线表明了股骨骨道的最小距离。胫骨端缝线捆扎了胫骨的骨柱。**b.** 一个9.5mm的从胫骨和股骨骨道获取的骨柱。"骨窗"是为了获得一个C形的胫骨端骨-骨愈合的形态

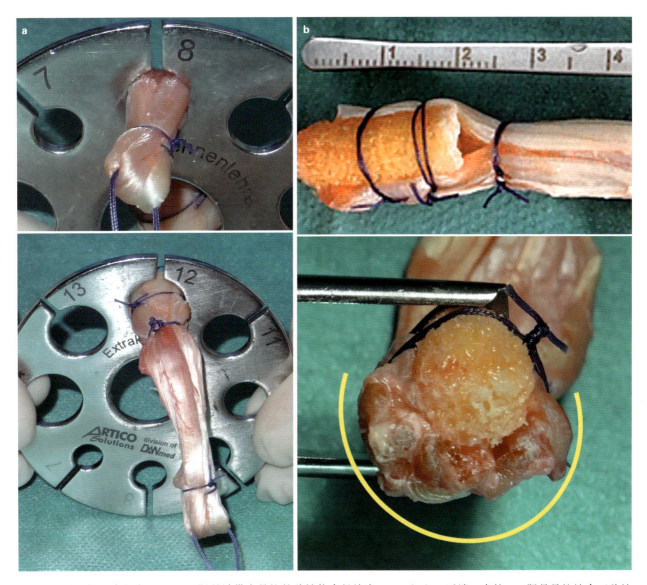

图5.18　移植物的直径为8~9mm；胫骨端带有骨柱的移植直径约为12mm（**a**）。近端一半的9mm胫骨骨柱缝合于移植物的远端，并呈一个C形（**b**）

与"冠状切割器"一起作为下一代产品。"微型冠状切割器"使用了超级耐腐蚀金属，是最初的"金刚石切割器"的替代产品（图5.15和图5.16）。不同代的器械是可以互换的，这使得切换到新的产品变得容易（表5.2）。

尽管已经完成了很多的努力，技术上的进步、文章的发表以及巨大的成功并没有如愿实现。在2008年及之后，第一批的植入手术在波兰完成。对该技术浓厚的兴趣以及对埃及膝关节外科医生的研究结果所信服，促使了Singergy教授、Ezzat Kamel教授、Adel Hmaid教授和Ahmed Abdel Aziz教授在开罗大学和其他区域建立了全嵌压固定ACL重建手术（图5.20）。在埃及，优秀的外科医生和数千例前交叉韧带重建的丰富经验也有助于简化和优化全嵌压固定的标准，迄今为止效果良好。

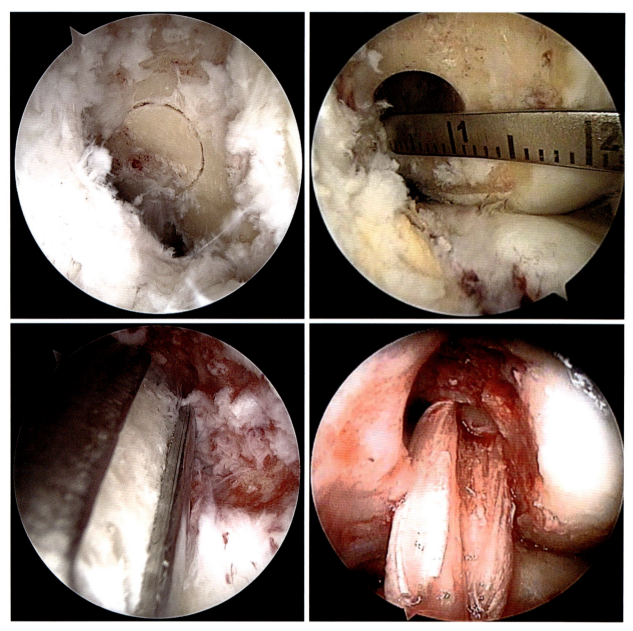

图5.19 股骨骨道通常位于原始止点处，在使用前内入路置入探针后进行位置的确定。该骨道需要与覆盖前内束和后外束止点间的中间嵴。通过皇冠切割器钻取9.5mm的椭圆形骨道并用一个11mm的量尺测量。一个新月型的股骨止点模拟了ACL两束的条带样结构。该骨道沿着髁间嵴走行

表5.2 一个假定的理想的ACL重建理论，并且可以通过无植入物的嵌压固定技术实现

10条假定的理想ACL重建的规则
1. 固定于ACL原始止点
2. 近端有广泛的条带状的止点以模拟ACL纤维束
3. 无外来置入类材料
4. 通过嵌压固定达到生物学愈合
5. MRI扫描时无植入物干扰
6. 无扩大的骨缺损，翻修时易操作
7. 提供良好的稳定性
8. 快速康复
9. 固定容易、标准化、可重复性强、可持续性强的手术技术
10. 价格低廉

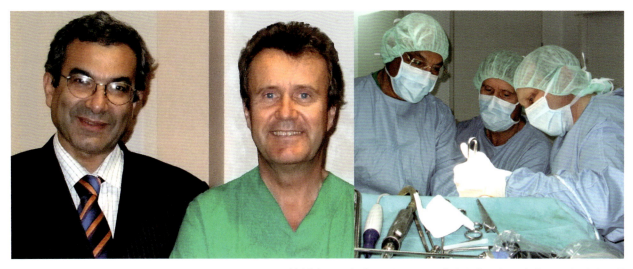

图5.20　埃及的领军人物和Adel Hamid和Ezzad Kamel教授在2009年参观了Artico运动诊所并进行了全嵌压固定技术的传授。左侧：Abdel Aziz El Singergy教授，他之后成为了开罗大学骨科和创伤科的主人；右侧手术室内的是分别是Ahmed Abdel Aziz，Gernot Felmet和Alexander Gassert教授

5.4 "逆风而行"：如何建立一个全新的无须固定物的ACL重建科学工作组

在2002年，一个针对无须固定物和生物学ACL重建的德国研究者们的协作开始了。在2003年，一系列的年度会议于Villingen-Schwenningen/Black Forest启动，在之后则在德国汉诺威大学进行（图5.21和图5.22）。在完成一系列的政治工作后，最终2014年建立了AGA膝关节韧带委员会。在2017年Felmet给AGA膝关节韧带委员会的一封信中总结道：

让我从14年前的一个想法开始回顾：

从历史上来说，关于无固定物的交叉韧带重建替代步骤是一个共同的想法，让我们团结在了一起：

Peter Hertel（Berlin）、Hans Pässler（Heidelberg）、Gernot Felmet（Villingen Schwenningen）、Manfred Bernard（Berlin）、Paul Hefner（Offenburg/Baden-Baden）、Harald Boszotta（Eisenstadt，Austria）以及其他人。

自2003年开始我们的想法开始聚集起来并将此传递出去。"在Villingen-Schwenningen和汉诺威的关节研讨会"在接下来的年份里尤其强调了这个话题，并且感谢Peter Hertel的复出以及Helmut Lill的支持，科学和职业社会的连接也得到了长足的发展：

我们的工作组"DGOU（德国骨科和创伤学会）关节镜手术22.10.2209"建立的主要研究兴趣即是"无须固定物的交叉韧带重建和生物学优化"。在之后，由于Harald Boszotta，AGA大会主席在2010年将此转化到了AGA IFK协会"无须植入物的交叉韧带重建替代和生物学优化"，接着在2011年在Regensburg成为了AGA大会的官方组成。在2014年，在Innsbruck/澳大利亚的AGA会议上，"AGA膝关节韧带委员会"最终成立。

膝关节韧带委员会对于其目前的状况感到很满意。我在此衷心的感谢所有致力于此项工作的人们！我只有一个愿望：希望未来不要忘记无须材料的生物学固定的理念，不

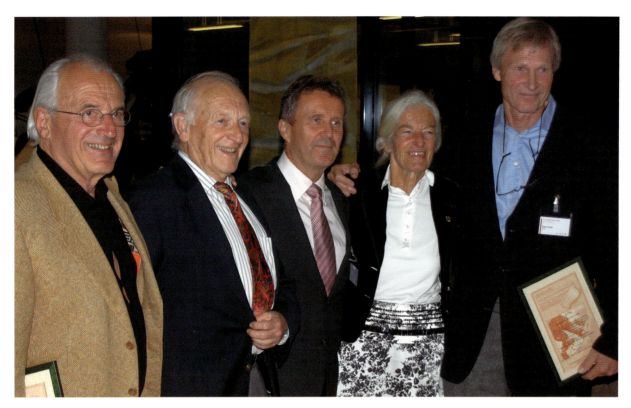

图5.21　Hans Paessler、Werner Mueller、Gernot Felmet和Peter Hertel在盖伦克研讨会。Villingen–Schwenningen，2009年

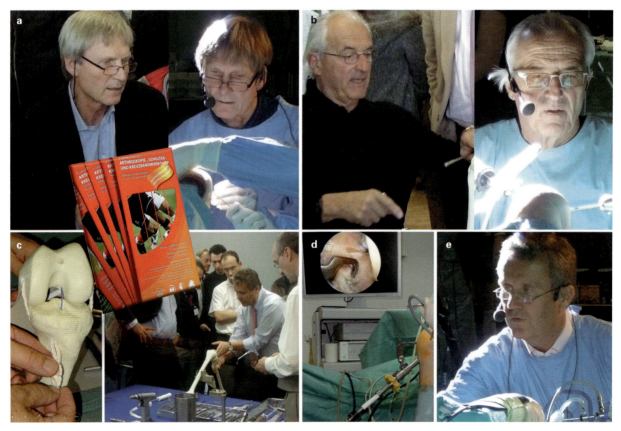

图5.22　年度研讨会以及教学。Peter Hertel（**a**）、Hans Paessler（**b**）、假骨及标本（**c**、**d**），以及G.Felmet（**e**）（图片取自2004—2015年）

过不管有多大的利益冲突。

从长远来看，这是一种妥协，"做一件事，不让别人做"，比如许多公司长期以来都很成功的混合系统。

我们仍然需要深入地研究。

工业企业感兴趣的点以及其与客观、全面的观点之间的冲突可以通过这种方式明智地、可能是长期的解决。

一些德语的小册子和书籍通过韧带委员会和其他协会组织的活动得以发布（http://www.aga-online.ch/komitees）。

在2015年，生物学韧带和关节学会建立并传授了关节的嵌压固定技术和生物学治疗。这是欧洲骨科和运动创伤联盟（EFOST）所组织的一个事件。Felmet担任主席并指导EFOST去建立新的欧洲运动医学协会，并将其作为欧洲运动创伤、膝关节韧带和关节镜的协会。

5.5　固定的稳定性

有很多作者对嵌压固定技术的生物力学强度进行了详细研究，其中大部分工作都集中在股骨侧的固定上。Rupp等比较了猪股骨嵌压固定与生物降解和钛质螺钉的差异。他们发现螺钉的极限负荷明显高于嵌压固定[53]。Musahl等还将股骨嵌压固定与内固定螺钉固定在Saanen山羊后肢进行了研究比较。在他们的研究中，基于循环蠕变测试和单轴拉伸加载，并未发现两组之间的显著统计差异。但他们发现与螺钉固定相比，嵌压固定的极限负荷较低。他们研究的数据支持早期功能性术后康复方案，但建议根据骨愈合情况调整康复方案[14]。Seil等在猪下肢使用循环加载方案。嵌压固定组有5个标本失效[54]。作者得出结论，嵌压固定不足以支撑加速康复方案。

相反，Lee等比较了股骨嵌压固定，使用了1.4mm超大尺寸骨柱，与内固定螺钉相比，报告显示在刚性、线性负荷和失效模式方面没有差

异[15]。Kuhne等报告了骨-肌腱-骨技术的平均初次稳定性为570（±100）N，内固定螺钉固定为402（±79）N[55]。Mayr等报告了压入式齿状固定（7mm斜圈）与100N轴向载荷下的内固定螺钉相同的固定特性[56]。

作者还研究了诸如加载方向、骨柱长度以及股骨骨道准备方法等变量的影响。Schmidt-Wiethoff测量了25mm长度的失效率为333N，并建议骨圆柱的长度为20～30mm[16]。Pavlik等在45°角度下测量了534N的极限抗拉强度[57]，Seil等在负载轴和骨道轴之间在80°角度下测得708（±211）N的强度[54]。Dargel等发现扩张骨道直径达1mm时固定质量更高，从而使松质骨更加紧密[11]。他还在尸体研究中报告了股四头肌腱-髌骨和骨-髌腱-骨固定相似的失效载荷。Kilner等将打结/嵌压固定技术与常用的Endobutton技术进行了比较，移植物同为腘绳肌腱，发现对胫骨施加前向力，胫骨前移没有明显差异。打结/嵌压固定复合体的刚度为37.8N/mm，失效载荷为540N，与其他装置相当。Lin等也在打结/嵌压固定腘绳肌的研究中得出类似的结果[32]。

与其他常用方法相比，嵌压固定胫骨固定也进行了比较。Boszotta等表明，与内固定螺钉572N（范围513～993N）、门钉608.4N（范围511～727N）和胫骨缝合固定304.5N（范围120～327N）相比，嵌压固定的初次稳定性显著更高，为758N（范围513～993N）[58]。Jagodzinski等发现，额外的胶带固定嵌压固定的最大承载荷为（970±83）N，其次是内固定螺钉固定为（544±109）N，缝线嵌压固定为（402±78）N[59]。在猪股骨中，Ettinger等发现，使用额外骨块的胫骨嵌压固定技术比内固定螺钉固定的最大承载荷更好。但仅使用骨块固定技术（作者的技术）的最大承载荷仅为（290±74）N[60]。同一研究小组还研究了胫骨后十字韧带的固定。腘绳肌移植物的最大承载荷为（518±157）N，内固定螺钉为（558±119）N，QT骨块为（620±102）N

（范围541~699N）[61]。Arnold等发现股骨骨道的牵拉失效，中位数的极限承载荷为852N（范围448~1349N）[13]。

5.6 所有嵌压固定的技术

5.6.1 骨–髌腱–骨（BTB）法

自1998年以来，使用金刚石湿磨空心铣刀（手术用金刚石仪器）赋予了我们在不同直径的骨柱上进行嵌压固定时的可重复性精度，精度为0.2mm。这是第一次可以通过使用空心铣刀系统，在髌腱中部的不同直径的骨柱中获取BTB髌骨韧带。目前，我们使用更锋利的冠状刀具作为空心铣刀，它产生的热量较少，并且价格低廉。

髌骨半圆柱的直径为9mm。将这个中央第三部分的骨柱插入11mm的空心铣刀中。完整的移植物被收集为带有直径为9mm和11mm的骨柱的骨柱（图5.10）。胫骨9.5mm和股骨9.5mm的骨道由空心铣刀制成（图5.11和图5.16）。可以使用克氏针引导装置与中央适配器一起使用。用于精确定位骨道的专用引导装置带有空心铣刀的管道（图5.15）。股骨导向装置放置在股骨髁突的后方，位置在9：30或2：30的嵴位。通过前内入路进行确认，定位点应与AM和PL束之间的中间嵴重叠。在较大的膝关节中，直径可以通过尺子测量，并可选择达到11mm以进行个体重建[51]（图5.19）。胫骨定位器位于残端位置。根据移植物的大小，将钻一个8mm或9mm的胫骨骨道。

与常规固定不同，移植物是从远端到近端置入的。我们将常见的程序颠倒成BTT置入（图5.8）。

BTT固定

首先，移植物使用胫骨骨柱在关节附近超越髁间嵴进行嵌压固定。在120°的膝关节屈曲时，来自髌骨的9mm骨柱插入到股骨骨道中并压入。来自这个骨道的骨柱将韧带固定在关节附近。

韧带在屈曲时被拉紧。在屈曲时，ACL松弛。伸膝时移植物根据生理膝关节功能自适应张力。随后骨道将由来自这个骨道的骨柱封闭[52]（图5.9和图5.17）。

5.6.2 腘绳肌腱

基于这种方法，我们在2003年开发了腘绳肌腱移植的技术。

取半腱肌腱和股薄肌腱，为了使移植物直径达到约8mm，长度为70mm，半腱肌腱或两者均可能折叠3~4次。

股骨骨道通过解剖点钻孔，直径为9mm。胫骨骨道通过胫骨导向器钻孔，直径为9mm，与股骨相同。收集两个骨柱（股骨+胫骨）（图5.17）。

折叠的腘绳肌腱在股骨端标记，以10mm的缝线标记（进入股骨骨道的最小深度）。在距离3~4cm处，将来自胫骨骨道长10~20mm的骨柱以C形缝合到移植物上（图5.17和图5.18）。

在BTT固定中，移植物从远端到近端置入，首先使用11mm的骨柱在胫骨板下直接进行嵌压固定。然后，在120°的膝关节屈曲中，将近端的移植物插入股骨骨道，并使用9mm的骨柱（从该骨道中获取）进行固定。必须覆盖髁间嵴。骨柱的嵌压固定形成了一个新月形状，以模拟AM和PL束[51]（图5.19）。现在，在膝关节屈曲时拉紧韧带。伸膝时移植物中的每根纤维都有自适应张力。使用来自该骨道的骨柱封闭骨道（图5.17）。

类似的原则也适用于使用嵌压腘绳自体移植进行PCL重建（图5.23）。如果骨质状况有争议，可以使用类似于骨桥上缝线的方式进行次级固定。

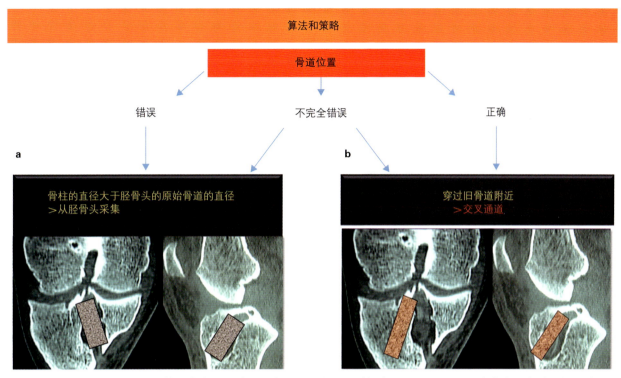

图5.23　翻修手术计划（**a**）中使用来自胫骨端的超大骨柱，在原骨道的直径上+1mm，以一步完成固定移植物并填充骨缺损。计划（**b**）使用"交叉道"作为与第一个骨道平行的通道

5.6.3　股四头肌腱

以往在翻修手术中使用股四头肌腱作为移植物。如今，我们在初次前交叉韧带重建中使用它。股四头肌腱的中1/3段在宽度上采集为10～12mm，厚度为4～5mm，长度为80mm。尽量不要打开膝关节。可以使用空心铣刀（冠切割器、微型冠切割器或金刚石磨削器）从近端髌骨与腱相连接处采集半个骨柱。可以通过从远端进入股四头肌腱进行斜切来采集骨柱。或者，将准备好的股四头肌腱插入空心磨钻中，并从近端进行切割。为了接受髌骨-胫骨移植物，通常从胫骨骨道采集一个直径为9～11mm的骨柱，并在分叉的近端缝合，类似腘绳肌腱的准备。这在修复中可能是有帮助的。在初次重建中，我们更喜欢没有髌骨的自由股四头肌腱移植物，然后用从胫骨端取出的9mm骨柱加固（图5.12）。置入是通过BTT固定方式进行的，使用自适应张力（图5.8和图5.9）。

5.6.4　翻修

在翻修手术时，骨柱固定较为简单，有时可以一次完成。使用嵌压固定的方式重建前交叉韧带，无论何种移植物，嵌压固定重建的前交叉韧带断裂后，可以使用同样的技术在同一侧进行剩余移植物的第二次重建[62]。根据骨道尺寸的不同，可以采集不同直径的骨柱（图5.11、图5.15和图5.16）。从胫骨端采集不同尺寸的皮质-松质骨柱，并将其缝合到移植物的胫骨一侧。这样，扩大的骨道就关闭了，移植物可以在一个阶段内固定。股骨骨道的固定方法相同（图5.24）。"交叉方式"在关节内出口处穿过旧骨道（例如，通过胫骨结节处的采收缺损处使用髌骨-胫骨移植物），然后在关节内出口处与原骨道交汇[62]（图5.24）。有报道使用直径为10mm的圆柱骨移植物与前交叉韧带移植物的嵌压固定方式进行一次手术修复[63]。由于骨道位置避开存在困难，目前我们倾向于使用两次手术修复。空心铣刀便于清洁

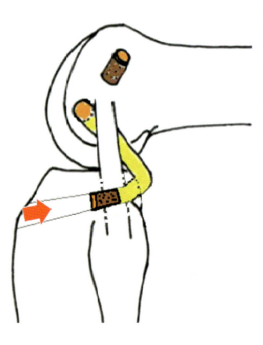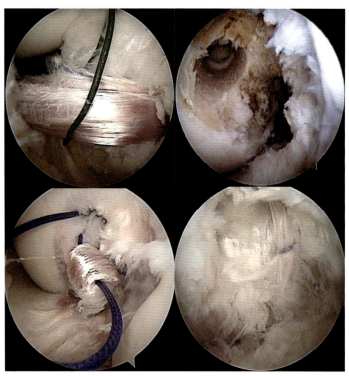

图5.24   用腘绳肌重建后交叉韧带，骨柱固定，从胫骨骨道（图5.5）和固定压合在胫骨骨道胫骨后头。移植物通过胫骨骨道，缓冲并向前拉入前内侧骨道，并用骨柱固定。有必要在股骨内侧髁上经骨缝合

以前的骨道并节省骨头。不同尺寸的应用器可以填充自体或同种异体的骨碎片。经过3~4个月的时间，骨质质量足够稳定，可以进行全程嵌压固定的韧带重建，而无须躲避原骨道。

5.6.5   其他韧带重建

对PCL、外侧副韧带（LCL）、内侧副韧带（MCL）和内侧髌股韧带（MPFL）进行重建的方法与使用韧带–骨柱嵌压固定相同。由于骨稳定性较低，建议在股骨侧骨桥上添加缝合线以增加强度（图5.23、图5.25~图5.27）。

5.7   临床结果

12项研究报告了1096例进行无异物嵌压固定的患者[1–4,8,34–35,42,46,52,64–65]（表5.1）。总体结果良好

至优秀。报道了4例骨块松动，但没有临床相关性[2,52]。在10%~40%的病例中观察到髌股皮质摩擦。影像学随访发现17%~45%的病例有骨性关节炎征象，尤其是在伴有部分半月板切除的患者中[1–3,35,52]。

5.8   经验总结

为了加速康复，初始固定强度应足够强以抵消这些产生的力。通过收缩股四头肌来使膝关节完全伸展已经被证明可以在ACL移植物上产生高达200N的力[45]。双侧腘绳肌腱的嵌压固定在胫骨固定处的稳定性约为300N[60]。在术后阶段进行早期的功能康复。腘绳肌腱在前6周内的移植物稳定性较低必须得到重视[66]。在具有良好骨质的个体中，从第1天开始可以进行自由活动。在骨质质量存在疑问的情况下，我们在3周内限

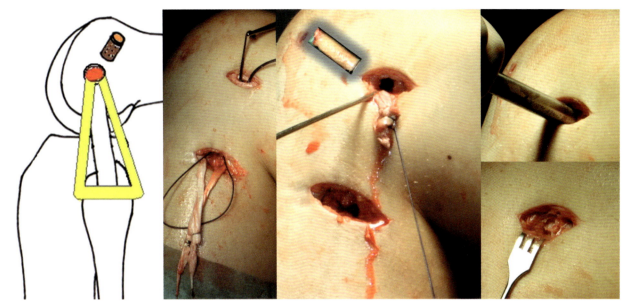

图5.25 腘绳肌腱经由胫骨端近侧的骨道引导，然后通过来自该骨道的骨柱在股骨固定处进行嵌压固定。在股骨内侧髁处使用骨桥缝线是必要的

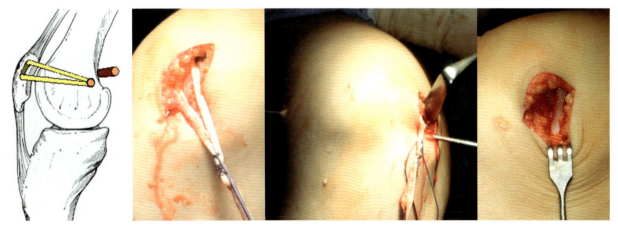

图5.26 在右膝：腘绳肌腱经由髌骨内侧的骨道引导，然后通过来自该骨道的骨柱在股骨解剖固定处进行嵌压固定。类似的，外侧股四头肌韧带也可以被使用（图5.28）。在股骨外侧髁处使用骨桥缝线是必要的

制0°～20°～90°的屈伸活动，并佩戴矫形器。然后建议在术后第4～6周佩戴矫形器。如果没有禁忌证，从第1周开始可以进行全重量承载。我们已经展示了对股四头肌的水中冲刺[67]和本体感知振动训练的积极效果[68]。本体感知振动训练（PowerPlate等）在术后3周每周两次使用。我们建议在术后3个月后使用工具（如Articometer、数字Rolimeter和肌肉功能测试）进行前稳定性的临床测量[67–70]。

大多数生物力学研究是在猪、牛或人体尸体上进行的，它们具有不同的骨性属性。猪或山羊具有厚实的非弹性皮质骨，但没有松质骨。人体骨柱具有坚硬的皮质骨和弹性松质骨。可以在新收获的皮质–松质骨柱中观察到黏弹性应变和变形的行为。松质骨在收获后膨胀，在准备将其压入骨道时，骨直径增加。在将嵌压固定移植物固定在骨道内后，会产生类似的黏弹性变形，这意味着在置入后固定质量更高。优异的临床结果也支

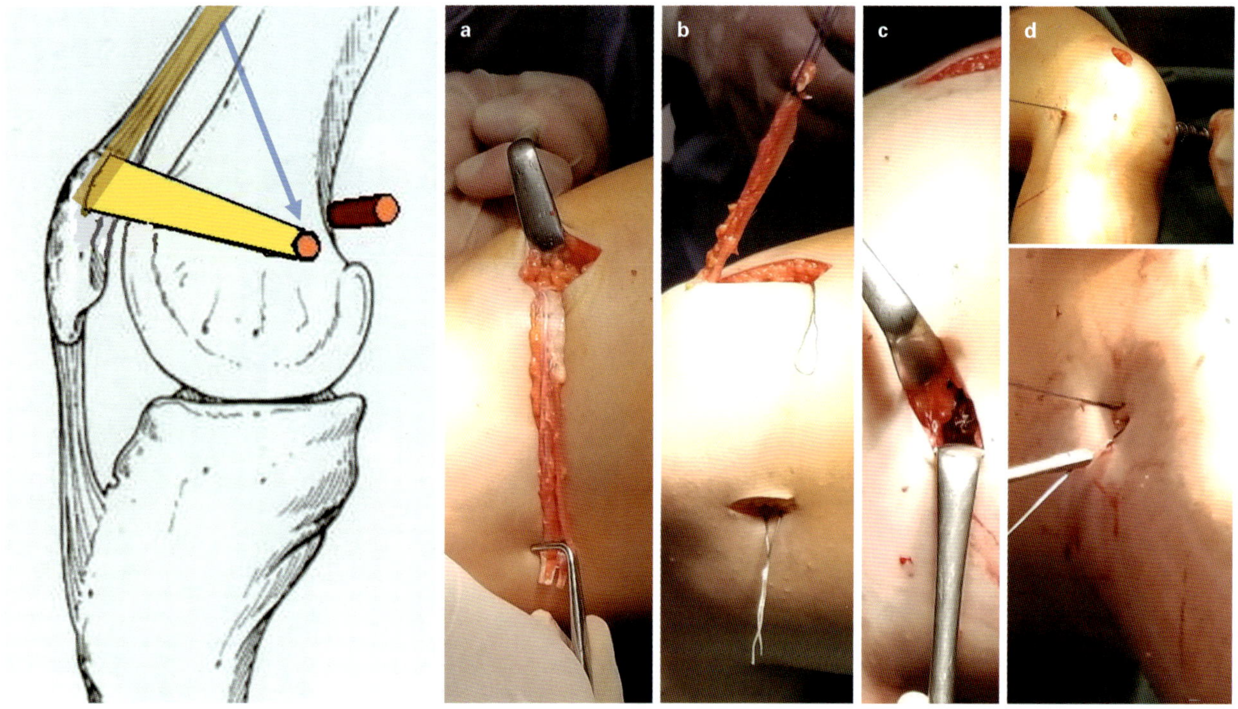

图5.27　在右膝。**a**. 外侧股四头肌韧带的长度约为90mm，高度的2/3，宽度为10mm。通过缝线与内侧髌骨相连，然后将皮肤固定在内侧髌骨上（**b**），并将韧带通过位于股骨解剖固定处的来自该骨道的骨柱进行嵌压固定（**c**）。在股骨外侧髁处使用骨桥缝线是必要的（**d**）

持了这一点[2-3,52]。

直接的骨接触对于固定的生物学整合是必要的，这需要4～6周的时间[16,66]。它有助于快速和稳定的移植物愈合。如果缺乏骨接触，则可以观察到胫骨柱的萎缩。这种技术还涉及将移植物固定在骨道入口附近。它具有多个优点。避免了"蹦床效应"，即移植物在骨道内纵向移动，因为固定远离了骨道入口。它还防止滑液进入骨道，从而避免了细胞因子的可能负面影响[71]。与自体骨柱相近的广泛的解剖性股骨插入，似乎可以提高旋转稳定性[51,72-73]。个体随访显示，在数字体积断层扫描（DVT）、多层螺旋CT装置、双锥束CT（CBCT）装置[74-77]、MRI控制以及在关节镜下的再破裂情况下，股骨后侧止点较平坦，胫骨止点处呈C形带状（图5.28～图5.31）。骨道扩张大多在高体积、大直径移植物的情况下出现，但通常不会在关节附近扩大。骨柱部分被吸收。这显然遵循了深层移植物无力输入的Wolff定律。

与其他固定方法一样，嵌压固定适用于不同类型的移植物，结果良好[78]（表5.1）。在10年的随访中，使用髌骨BTB进行嵌压固定的所有结果都良好。通过学习曲线和工具和方法的发展，可能可以在腘绳肌腱和股四头肌腱方面取得更好的结果（表5.1）。关于嵌压固定的腘绳肌腱与股四头肌腱的最新报告显示，与未受伤侧相比，其稳定性和肌肉力量相似[5,6,9,79]。在10年的前瞻性分析中，没有观察到嵌压固定QT与髌骨BTB之间的稳定性有显著差异[7]。

存在两个主要问题使得翻修ACL重建变得相当具有挑战性，即去除原来的固定装置和处理扩张的骨道。使用嵌压固定时，这两个问题都不会出现。如果遇到骨道扩张，不同直径的收割器可能非常有用。可以从胫骨收获较大的骨柱，然后将扩张的骨道填平，使得能够在一个阶段内进行手术。交叉骨道技术也被用于连接旧的胫骨骨道[62]（图5.23）。

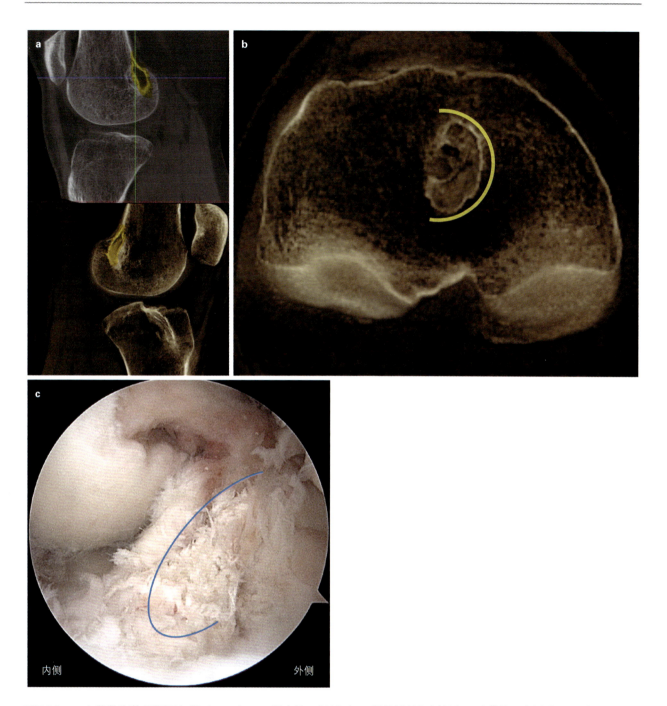

图5.28　**a.** 左膝数字体积断层扫描（DVT），46岁女性，经过2年：股骨侧的解剖足印，呈带状止点沿着髁间嵴。**b.** 在胫骨上，所有嵌压固定的8mm 4重腘绳肌腱呈C形插入（黄色线），正如Smigielski和Siebold所发现的[80-82]。DVT是一种多层螺旋CT设备，双锥束CT设备[74-77]。**c.** 在高速滑雪下坡时9个月后的再破裂，43岁男性（左膝）。切除残端后的带状C形足印（蓝色线）

图5.29 在直径约9.5mm的骨道中，股骨插入实际上呈椭圆形，直径为11mm。移植物本身的宽度约为15mm，带状[51]

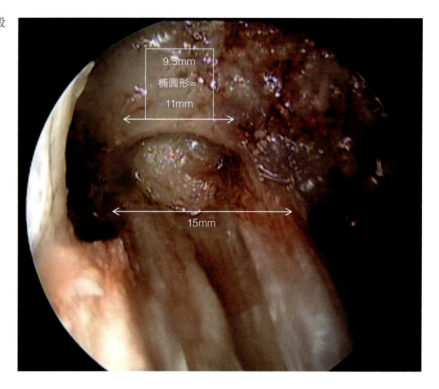

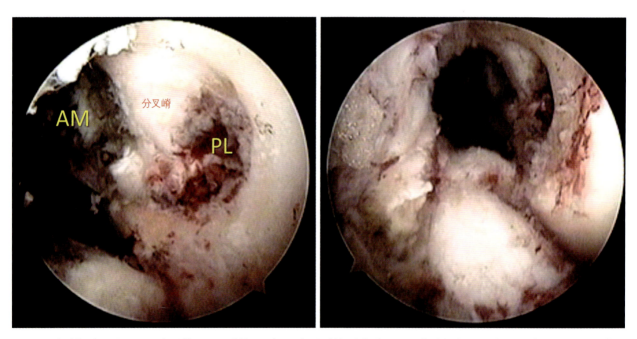

图5.30 解剖重新组织经过7个月使用8mm腘绳肌腱：7个月后的再破裂显示两束移植物插入在髁间嵴下的新分叉嵴之间[51]。AM，前内侧束；PL，后外侧束

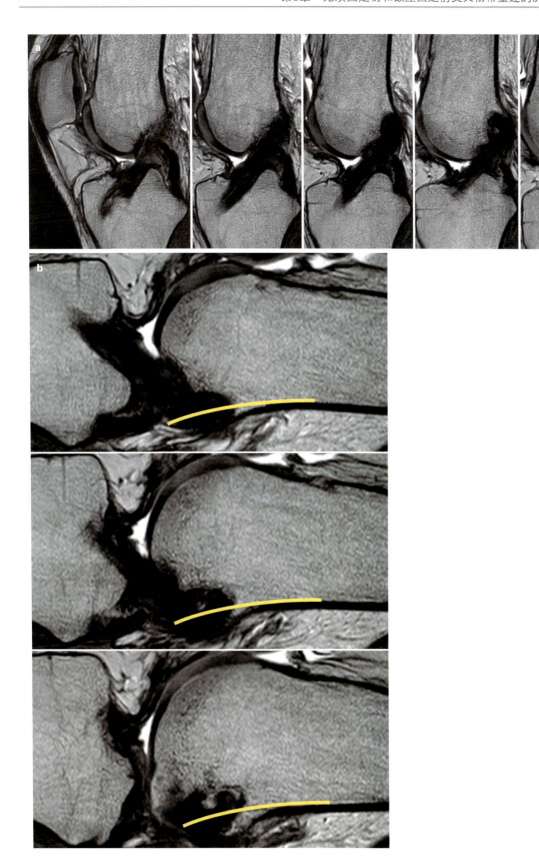

图5.31 **a.** MRI在股四头肌腱全部嵌压固定术后24个月（28岁/男性足球运动员），在关节附近和两侧进行解剖学重新长入和固定，稳定性良好。**b.** MRI在股四头肌腱全部嵌压固定术后24个月（28岁/男性足球运动员），通过直接止点形成带状的前交叉韧带纤维，与后股骨皮质连续，正如Smigielski所描述[82]

这种技术的一个局限性在于手术性质较为苛刻，骨道尺寸不匹配可能导致固定不足，从而增加失败的风险。使用不同尺寸的铣刀和骨道压实使手术更加精确和可重复。另一个问题是在骨质疏松的患者中固定不足，可能需要进行次级固定。应使用自体或同种异体的松质骨碎片来恢复骨质，并建议采用两步法进行手术（参见第7章）。

空心铣刀和嵌压固定的知识被应用于PCL（图5.24）、LCL（图5.25）、MCL和MPFL与腘绳肌腱（图5.26），以及QT的内侧第三部分（图5.27）。从骨道中收割的骨柱用于以嵌压固定的方式固定移植物。在股骨中部或前部髁处建议使用骨桥缝线，因为骨质较软，初次嵌压固定的骨柱稳定性较低。解剖学上的正确止点大多允许移植物自适应张力的产生。

5.9   结论

所有的嵌压固定方法已经建立了超过25年。在ACL重建的方法学方面，已经提供了许多新的方法，比如在关节面附近解剖止点处进行固定，以带状的解剖学重建所有移植物。它提供了不受干扰的骨与骨之间的愈合，并避免了与植入物固定有关的任何问题，比如移植物撕裂、生物相容性、生物降解性和引发骨道扩大的局部反应。BTT是移植物生物力学自适应张力的商标。通过使用空心铣刀和应用器来恢复骨质，简化修复手术，节省时间和金钱。越来越多的运动创伤和再断裂给医疗保健系统和保险计划带来了高额的财务压力。自2015年以来，德国一家保险公司已经给出了10%的生物固定的更高财务评级作为激励。膝关节外科医生应该理解这些技术原则，使植入物在韧带手术中不再是必需品。

优点

生物学方法

解剖学和个体止点

带状

没有植入物相关的并发症

经济实惠

降低骨道扩大的风险

随访MRI期间没有信号干扰

相对较简单的修复

重建

学习曲线短

缺点

在骨质疏松的患者中需要修改康复方案，需要在PCL、LCL和MPFL重建中进行次级固定。

第6章　ACL嵌压固定：手术步骤指南

本章是用骨钉"嵌压固定"无外来内置物前交叉韧带（ACL）重建的指南，内容包括：

- 适应证。
- 症状。
- 术前与临床评估。
- 手术室管理。
- 术后首次处理[1-7]。
1. 腘绳肌腱
2. 股四头肌腱
3. 骨–髌腱–骨（BTB）

6.1　用骨钉"嵌压固定"腘绳肌腱

6.1.1　适应证

前交叉韧带（ACL）完全撕裂重建指的是：

- 25岁以下的患者（12岁儿童，适用于腘绳肌腱），以防止继发性半月板撕裂的发生，这是远期退变的一个原因。
- 希望恢复完全旋转活动的患者。
- 40岁以上的患者，尝试本体感觉康复时，无法稳定膝关节。
- 无论年龄大小，主诉功能性旋转不稳定的患者。
- 单髁置换术患者。

6.1.2　术前评估

6.1.2.1　临床评估

前交叉韧带撕裂的基本征象

患者描述在扭伤膝关节时感觉受伤的膝关节有撕裂声，并伴有不稳定。膝关节很快会肿胀或者不伴有肿胀。疼痛程度多变。检查评估肿胀的程度，疼痛的位置。两者都会限制活动范围。检查者在患者仰卧位轻柔地进行Lachman试验（膝关节30°屈曲）和前抽屉试验（膝关节90°屈曲）操作，并与对侧进行对比。Rolimeter或ArticoMeter（数字Rolimeter）有助于提高精度。

进一步的身体评估

- 检查后向松弛度和后抽屉（后交叉韧带，PCL）。
- 检查伸展时的前部松弛。如果存在，这可能表明有额外的周围韧带病变。
- 检查关节间隙是否存在疼痛，这可能表明半月板撕裂。
- 外侧痛的出现通常与骨髓水肿有关。

© Springer Nature Switzerland AG 2022

G. Felmet, *Press-Fit Fixation of the Knee Ligaments*, https://doi.org/10.1007/978-3-031-11906-4_6

6.1.2.2　影像评估

X线，计算机断层扫描（CT），数字体层扫描（DVT）

DVT是一种多层计算机断层扫描（MSCT）设备，双锥束CT（CBCT）设备[8-11]。

正位和侧位检查发现胫骨水平的前交叉韧带可能撕脱或胫骨平台外侧部分骨折（Segond骨折）。骨折是前交叉韧带撕裂的间接迹象。

磁共振成像（MRI）

MRI对相关病变的检测是有用的，尽管这应该延迟到肿胀部分消退以提高图像对比度。

延迟治疗也是有用的，因为有些损伤会自发愈合。

直接征象：前交叉韧带撕裂可见韧带纤维的破坏。

注意前交叉韧带撕裂的间接征象：外侧间室骨髓水肿。

PCL的弯曲外观。

检查半月板和软骨。

6.1.3　手术时机

一旦膝关节周围的炎症基本消除，就会进行手术。

患者必须表现出良好的股四头肌力量和协调性。

膝关节必须基本无疼痛，并能主动屈曲至少120°。

6.1.4　手术准备

6.1.4.1　手术设备

- 整个关节镜前交叉韧带套装包括胫骨和股骨的管状导向器，用于带有中央导向的中空铰刀或K线，直径为8～11mm的冠状铣刀、微型冠状铣刀或金刚石空心铰刀（图6.1和图6.2）。

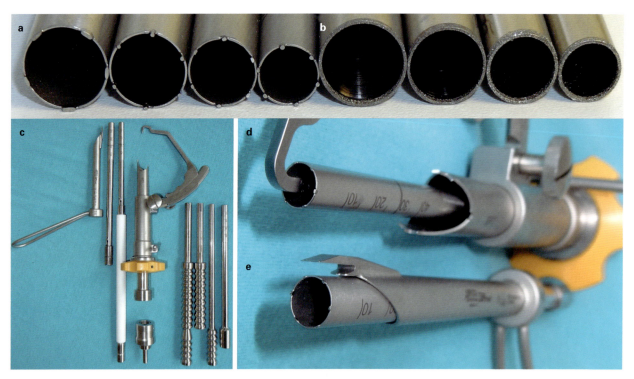

图6.1　直径为8～11mm的冠状铣刀（**a**）和微型冠状铣刀（**b**），从左起基本组：导向装置，用于胫骨和股骨9mm的空心铰刀，用于钻孔的通用适配器，置入装置和采集器（**c**）。用于胫骨（**d**）和股骨（**e**）的管状导向装置

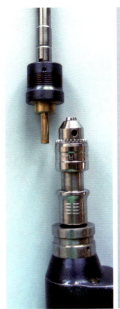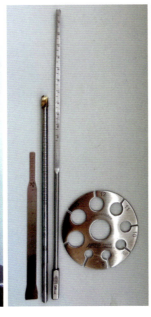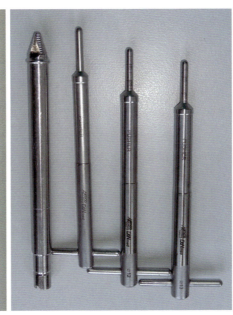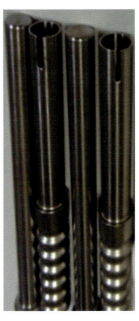

图6.2 通用适配器、仪表和校准装置、锥形扩眼器和锥形推顶器、置入装置和推顶器

- 直径为8～11mm的采集器、置入装置和推力器。
- 锥形扩眼器和锥形推顶器11mm。
- 移植校准设备。
- 通用空心铰刀接头。
- 带Jacobs接头的钻头。
- 两个Kantrowitz钳。
- 腘绳肌腱剥离器。
- 缝线。
- USP 5号线，90cm，用于牵拉股骨端的折叠移植物。
- USP 2/0 DS 25线，用于缝合移植物和骨膜。
- USP 3/0 DS 24线，皮下和皮内的缝合。
- USP 1，HRT 37（非创伤性）90cm，2根用于牵拉（仅用于股四头肌/髌骨肌腱）。
- 带电动的完整关节镜套装。
- 刮匙。
- 关节镜泵，不常规使用。

6.1.4.2 设备定位

关节镜塔在手术台的另一侧面朝外科医生，在患者肩部水平。

6.1.4.3 患者体位

患者仰卧，膝关节屈曲90°，固定在腿托上。

确保膝关节从完全伸展到120°屈曲都可以活动。

止血带系在大腿上部。

6.1.4.4 进一步制备

有移植物的手术使用抗生素预防是合理的。

6.1.4.5 关节镜清理

入路

放置前外侧和前内侧入路以插入镜鞘（图6.3）。

高前外侧入路应位于外侧关节线以上2cm，距髌腱边缘软点外侧1cm处。前内侧入路对侧相应位置，距外侧关节线上方1cm，髌韧带边缘1cm，应在范围控制下插针检查。

通过探查来评估半月板、软骨和韧带。

刨除前交叉韧带残端并在胫骨止点处做一个

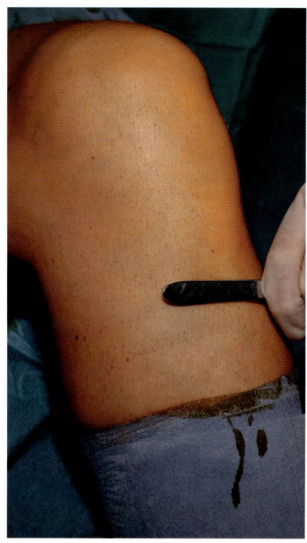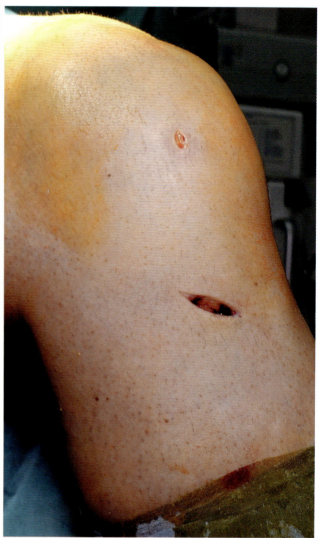

图6.3　胫骨结节下方（左）。关节镜入路和内侧腘绳肌腱入路（右）

小标记

用刨削刀清理外侧髁的内侧面，直到骨膜可见，后髁切迹就在后面（图6.4）。

在十字韧带之间用篮钳来清理PCL。

最后，用刨削刀清理胫骨前交叉韧带足迹，并留下残端，以便以后与移植物进行生物再附着。

6.1.5　手术技术

6.1.5.1　切取腘绳肌腱移植物

将止血带充气至350mmHg。在做第一个切口

之前先驱血。

皮肤切口约2cm，与胫骨结节略成角，平行于腘绳肌腱上方，位于结节与胫骨后缘之间。

触诊鹅足；股薄肌腱和更深处的半腱肌腱可以感觉到，缝匠肌在其附着点附近变薄。

试着找出隐神经。

直接在股薄肌腱上方做一个切口。

打开肌腱鞘，松解附着在腱鞘上的粘连和纤维延伸。

鹅足通过一个短的垂直切口暴露。

用Kantrowitz钳活动，向前牵拉深部的半腱肌，用肌腱剥离器摘取（图6.5）。

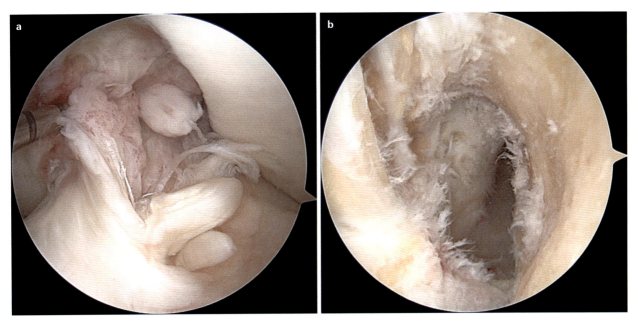

图6.4　a、b. 准备后切迹

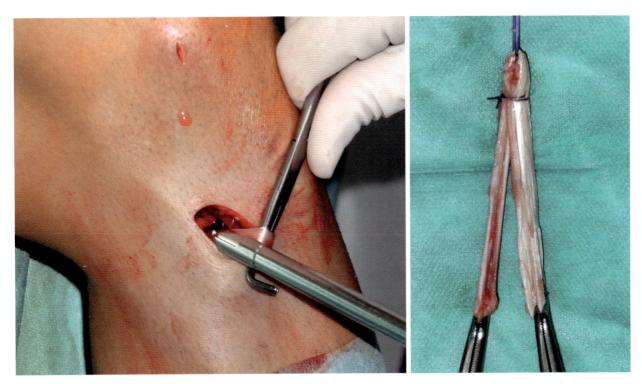

图6.5　肌腱剥离器切除腘绳肌，半腱肌腱折叠4次，用Kantrowitz夹固定

有必要可添加股薄肌腱，达到3股或4股直径为8mm、长度为7cm的移植物。

移除残余肌肉。

肌腱应放在湿润的海绵或生理盐水中。

6.1.5.2　钻取骨道

股骨骨道

成人股骨骨道的标准直径为9mm的空心钻。

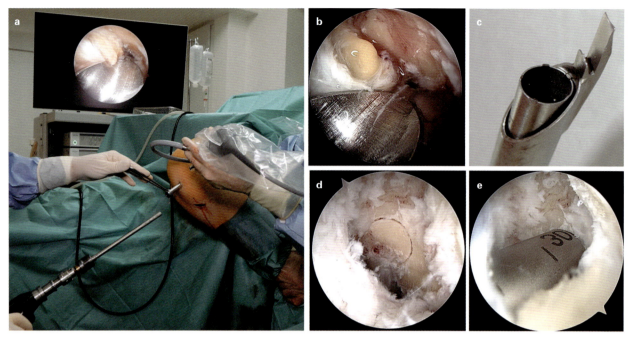

图6.6　**a.** 膝关节屈膝120°。**b、c.** 股骨定位器尖端位于后侧切迹。**d.** 在靠近中间部分的分叉嵴上标记。**e.** 9mm空心钻打入30mm骨道

选择9mm股骨导针。

长的尖端接触后外侧髁后方。

短的尖端控制骨道后方保留1mm骨桥，以防止爆裂。

将股骨导向器置于膝关节屈曲120°位置。

插入9mm空心扩孔器，用空心扩孔器做1mm的切口，标记骨道位置。

取下扩孔器，在关节镜下通过前内侧入路控制骨道的位置（找到中间的分叉嵴）。在这一步中，这个位置可以被适当修正（图6.6）。将空心钻（在屈膝120°下）打入30mm深度。拆下空心钻头。将9mm提取器插入股骨，并将其推至30mm标记。将T形手柄的接头插入其末端。顺时针旋转180°，然后拔出。检查30mm深的骨道和椭圆形11mm宽的开口（图6.7）。

胫骨骨道

将膝关节屈曲至90°，并将胫骨定位器插入内侧入路（图6.8）。将胫骨定位器的角度设置为25°。视野以胫骨定位器的尖端为中心（图6.8）。

将胫骨定位器放置好，并将其尖端固定在胫骨上（使用正确侧别左/右上）（图6.1和图6.8）。将9mm空心钻插入胫骨导管（图6.8）。利用导向器获得骨道的中心位置：在左膝，将电机转向右侧（图6.8）；在右膝，将电机转向左侧。最大限度地运行电机。在关节镜下控制关节内的空心钻。注意不要伤害关节内结构（图6.8）。钻完后拔出钻头。取下胫骨导管。

取出胫骨约40mm长的骨柱（图6.8c）。

- 为了便于移植物的置入：
  - 连接锥形开口器，并扩大胫骨骨道的远端入口
  - 取11mm锥形推杆，扩大胫骨远端骨道，直到看到控制针的尖端（图6.9）
  - 用于压配固定的骨道（直径9mm）长度约为20mm（图6.9）

6.1.5.3　准备移植物

取半腱肌腱翻折成4股至70mm长、直径8~9mm（图6.10）。用Kantrowitz钳固定两端（图6.10a）。检查直径（图6.11）。如有必要，添加

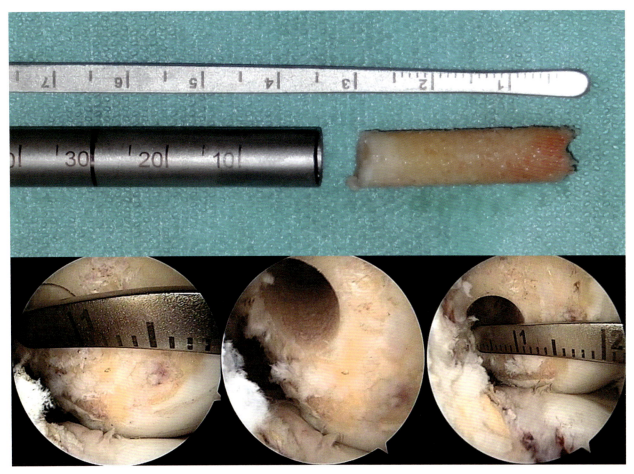

图6.7 用提取器取出一个30mm长的骨圆筒。其中直径为9mm。由于斜行插入钻头，长轴宽度约为11mm。检查尺寸

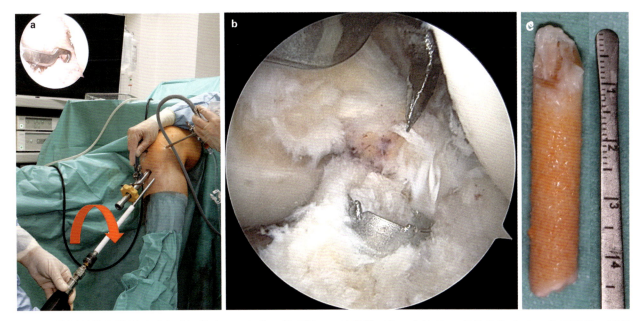

图6.8 将胫骨导向器置于后交叉韧带（**a**、**b**）前，磨直径9mm的骨道，取一个约40mm长的骨柱（**c**）。注意事项：重现骨道的中心位置。左膝（如图所示）将电机转到右手＞红色箭头（**a**）。在右膝，把电机转向左手

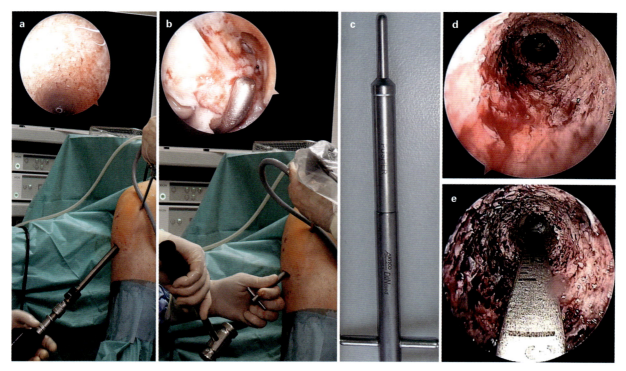

图6.9　用锥形扩口器（**a**）和锥形推进器（**b**、**c**）扩大胫骨远端骨道，这取决于移植物直径11～13mm。检查距离胫骨平台下2cm处骨道的颈部（**d**、**e**）

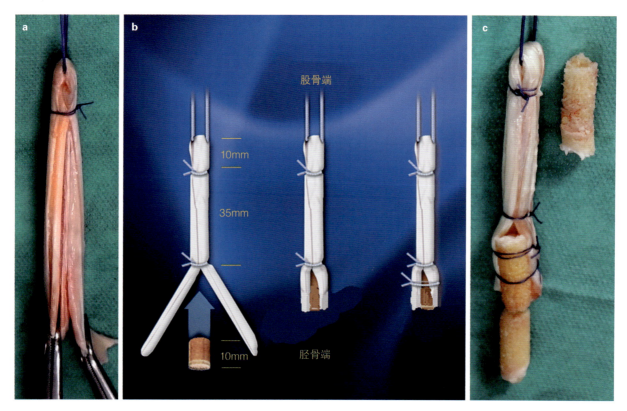

图6.10　半腱肌腱取在5号线上翻折2次至4股，长度约70mm，直径8～9mm（**a**）。每端都用Kantrowitz钳（**a**）。用USP 2/0缝线从顶部标记约10mm（股骨骨道内固定的最小长度）（**a**、**b**）。将第一根缝线放低至35mm。用Kantrowitz钳打开两端向下缝35mm。用Kantrowitz钳（**b**），将9mm的骨柱体从胫骨骨道分成两个相等的部分。插入近端骨柱。用两根环形缝线固定骨柱（**b**、**c**）

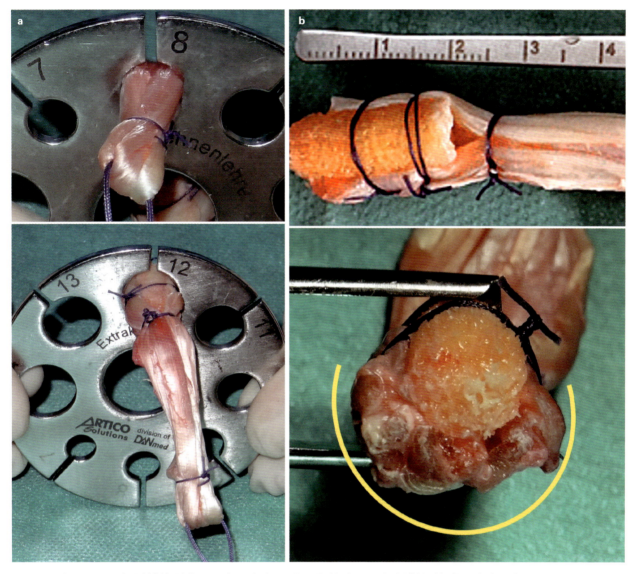

图6.11　从胫骨和股骨骨道制备骨柱。**a.** 在股骨（8mm）和胫骨（12mm）末端的移植物的大小和直径。**b.** 胫骨侧有一个开放的骨和一个C形移植物

股薄肌。

用USP 2/0缝线在距顶部约10mm处做标记（固定股骨骨道的最小长度）（图6.10）。向下缝35mm。用两个Kantrowitz钳打开这两端。将9mm的骨圆柱体从胫骨骨道分成两个相等的部分。插入近端骨柱。用两条循环缝线固定骨柱。放置它们以打开骨窗进行骨与骨接触愈合（图6.10）。随后将该骨柱定位到外侧，以模拟C形胫骨止点（图6.11）。

6.1.5.4　移植物的通道

用尺子测量胫骨骨道的长度（图6.9）。将线穿过胫骨骨道，并将其向内拉出前内侧入路。

通过股骨骨道在膝关节120°屈曲位通过前内侧入路置入导针。将缝线插入连接到移植物的可拉出针眼，并将其拔出。用钳子固定缝线。将移植骨推入骨道，同时将胫骨骨柱推入胫骨骨道（图6.12）。检查最靠近平台的胫骨复位的位置。

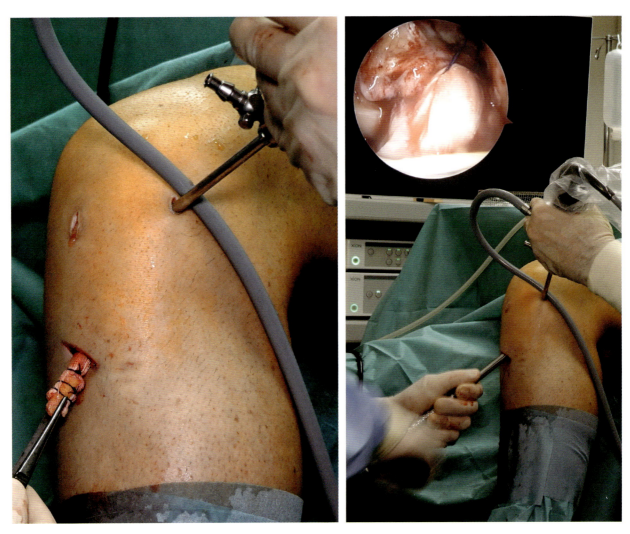

图6.12　将线拉过骨道并穿过移植物。在胫骨侧，为了获得C形带状结构，将胫骨移植物的开放骨窗旋转至外侧。将移植物拉入骨道，同时将胫骨柱向上推至平台（左）

6.1.5.5　移植物的固定和张紧

胫骨固定

在移植物完全通过的情况下进行固定。C形的开放移植物（图6.11）向外侧旋转（图6.12）以模拟解剖上的胫骨止点。牵拉移植物到胫骨骨道至胫骨平台下方。胫骨固定在9mm瓶颈处增加2~3mm实现压配固定。移植物的正确位置可以通过远端骨道的深度与其他胫骨圆柱体的长度进行比较来检查（图6.10~图6.12）。

股骨固定

从股骨骨道中取出30mm长的骨柱。把它切成两块。将松质骨圆柱推入9mm的置入装置中。

用推进器将通过前内侧入路插入股骨骨道（图6.13）。通过置入装置的小凹槽控制骨柱。在120°屈膝位，通过缝线牵拉移植物，同时将平行于移植物的骨柱推入骨道内。一个新月形的带状结构模仿前内侧和后外侧束（图6.13）。用力牵拉缝线。将第二个带有皮质骨端的骨柱推入置入装置中。再通过前内侧入路将推入器插入股骨骨道。再次通过侧面的小插槽控制骨柱。在120°屈膝位，将平行于移植物的骨柱推入骨道内。一个新月形植入物的插入模拟两束（图6.13）。把皮质骨推到比表面更深一点的地方。伸展膝关节。移植物在"从下到上"的延伸过程中具有自适应张力（图6.14）。

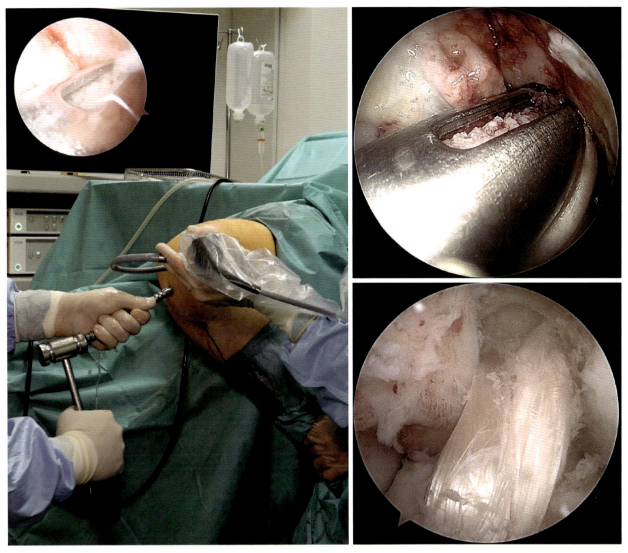

图6.13 膝关节屈曲120°时，将置入装置内的股骨柱推入股骨骨道，使移植物按月牙形、带状结构，以模拟前内侧束和后外侧束

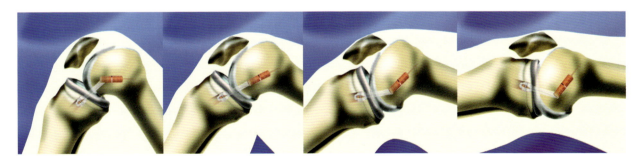

图6.14 移植物从下到上固定并屈曲拉紧（左）。通过屈曲中的几何形状以及固定且紧绷移植物，实现了从屈曲到伸展（从左到右）的自适应拉伸

在进行第一次伸展时，可以观察到胫骨移植物的轻微运动。

检查稳定性。

回到弯曲状态。再次用力拉线。

拉出缝线。

6.1.5.6　与既定程序相反："从下到上"固定是基于膝关节几何形状的"自适应张力"

通过胫骨骨道"自下而上"将移植物拉入内。

1. 将骨柱压入固定在关节附近的胫骨骨道中。
2. 将移植物拉入股骨骨道，同时将胫骨骨柱推至胫骨平台下，靠近原始止点。
3. 现在，屈曲位移植物在张力下通过骨柱来固定。
4. 现在移植物有点过度拉伸，因为前交叉韧带在屈曲时通常是松弛的。
5. 移植物通过完全伸展膝关节来实现"自适应张力"（图6.14）。

6.1.5.7　围手术期可能并发症

- 股骨或胫骨固定不稳定：术后4周，膝关节在支具固定下伸到20°左右受限（表6.2）。
- 股骨后壁破裂：如果术中允许的话，改变到更高的12点钟方向来开具另一个股骨骨道。
- 胫骨固定不稳定：将骨柱体推入胫骨骨道，并用克氏针作为十字钉固定4～6周；然后去除克氏针。
- 骨质疏松的骨/修复手术：股骨和胫骨两侧的缝线可以分别固定在胫骨内侧髁和股骨外侧髁骨道外的小骨桥上。

6.1.5.8　结尾

将其余骨柱重新插入胫骨骨道（图6.15）。

用可吸收缝合线关闭胫骨骨道上的骨膜肌腱。

以标准方式关闭皮下和皮肤层。

敷上简单的敷料。

使用膝关节固定夹板最多1～2天。

图6.15　用胫骨柱的其余部分闭合胫骨骨道

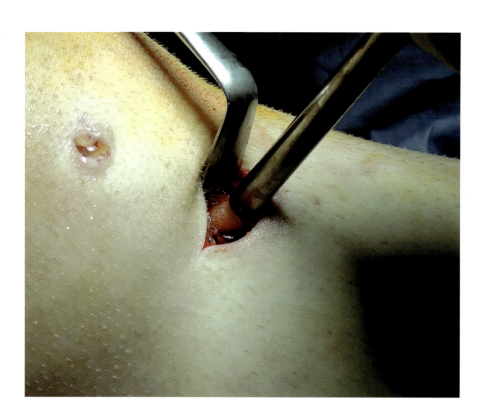

为正确定位骨钉，当天行X线片对照（图6.26）或DVT、1台MSCT、2台CBCT[8-11]（图6.27～图6.29）。

使用MRI来检查有关于移植物的其他问题，例如关节囊、半月板、软骨、骨等（图6.30）。

6.1.5.9 术后病程

药物：止痛药、非甾体类抗炎药（NSAIDs）、预防深静脉血栓形成。

- 在固定稳定的情况下允许伸膝：建议采用康复计划A（表6.1）。
- 对于骨质疏松或不稳定的固定物，术后2～4周内膝关节伸展应限制在20°：建议采用康复计划B（表6.2）。

  全负重。

  无限制下的立即活动。

  股四头肌等长收缩与腘绳肌的共同收缩。

  在家里，为了适应活动，最初几天应使用支具。

  在3～6周后，当股四头肌力量足以支撑外出行走时，即可丢弃支具。

  第3、6、9和12个月时的门诊对照

- ACL ArticoMeter（数字量程计）在Lachman位置进行测量（图6.16）。
- 股四头肌和腘绳肌的临床肌肉功能测试。
- 等距功率测量。

6.1.5.10 术后早期并发症

- 肿胀。
- 屈曲或伸展僵硬。
- 隐神经损伤。
- 血栓形成。
- 肌肉萎缩。

6.2 "嵌压固定"骨钉固定股四头肌腱–骨或BTB

6.2.1 手术准备

手术器械

- 直径为8～11mm带导向装置的冠状铣刀、微型冠状铣刀或金刚石空心铰刀（图6.1）。
- 股四头肌腱切割装置（有用的补充）。
- 缝线。
- 2×USP 1，HRT 37（非创伤性）90cm，用于拉动缝合到股骨端的移植物。
- 或者
- 1×USP 5，90cm，用髌骨柱将移植物拉至股骨端。
- 1×USP 2/0 DS 25 75cm用于缝合腱膜和骨膜。
- 1×USP 3/0 DS 24 75cm用于皮下和皮内缝合。
- 完整的关节镜套件，并配有刨刀。
- 刮匙。
- 常规使用的关节镜水泵。

  如上所述，这些为腘绳肌的定位和关节镜手术治疗的所需设备。

6.2.2 手术技术

6.2.2.1 获取肌腱–骨移植物

将止血带充气至350mmHg。

在切口之前先做驱血处理。

距离髌骨近端顶部3～4cm，于股四头肌腱中部上方处做一个垂直的皮肤切口。

在中线处垂直切开股四头肌腱膜，使用两个小拉钩拉开腱膜。

使用刀片切割标记可取髌骨骨柱的最大长度（图6.17）。

表6.1   建议在固定稳定的情况下采用康复计方案A（无进一步损伤，这需要不同的方案）。允许完全伸展，并可制订系统的分步康复计划。对运动和设备提出了一些建议。成人可在50～70cm深的水中进行水上冲刺[12]作为本体感觉振动训练[13]

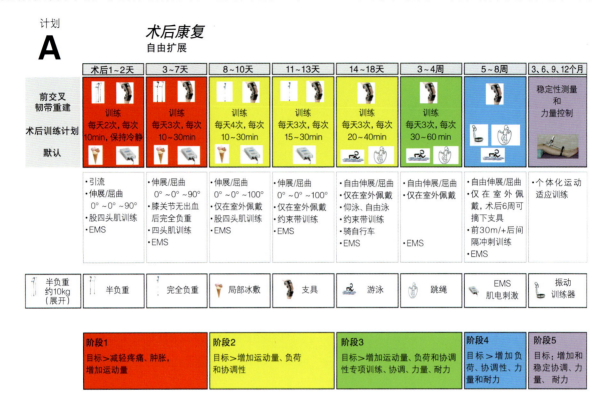

表6.2   如果是骨旋转性或不稳定固定（没有进一步损伤，则需要不同的康复计划），建议采用康复计划B。2～4周内不允许完全伸展，以减轻前交叉韧带的压力。制订一个经过调整的系统性循序渐进计划。对运动和设备提出一些建议。成人可在50～70cm深的水中进行水上冲刺训练[12]作为本体感觉振动训练[13]

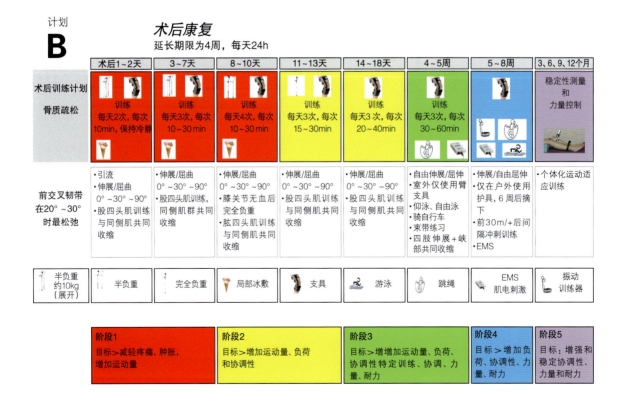

图6.16 术后第3、6、9、12个月使用数字测量计和肌肉功能测试来依次测定[14-15]

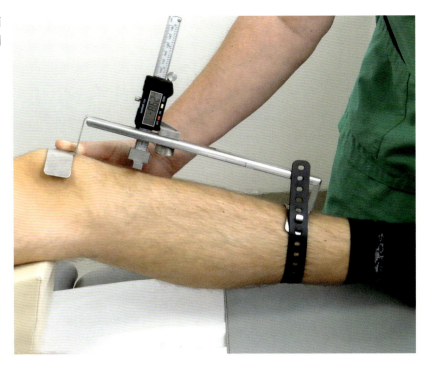

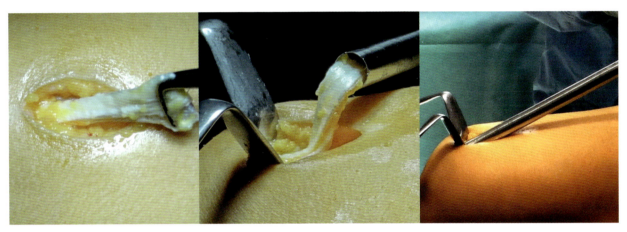

图6.17 使用空心铰刀（从左到右）从髌骨近端采集带或不带骨柱的股四头肌腱

将总宽度为10～12mm的股四头肌腱中间1/3使用10号刀片不完全纵向切开，分离厚度4～5mm，约3/4粗度的股四头肌腱。

用一个小弯钳将3/4粗度的肌腱分离，分离长度最小为70mm。

如果可能的话，尽量不伤及关节囊及滑膜组织。

或者，使用股四头肌腱空心铰刀进行同样的操作。

6.2.2.2 带髌骨骨柱（A）或不带骨柱（B）的移植物

A. 小心地水平切开近端肌腱。

将肌腱置入9mm空心铰刀中。

水平放置空心铰刀，从髌骨近端切出半圆柱形骨柱（图6.17）。

B. 小心地将肌腱与髌骨分离，取一部分骨膜，并取一根游离的肌腱。

使用小拉钩拉开，向股四头肌腱近端分离

（图6.18a）。

6.2.2.3 建立骨道

见上文，腘绳肌腱内容部分（图6.6～图6.9）。

6.2.2.4 移植物准备

类似于腘绳肌腱（图6.10和图6.11）。

A. 用有齿血管钳固定住骨柱，用锋利的巾钳或钻头在骨头上钻一个洞。

拉一根2号线进入这个洞（图6.18d）。

B. 用Krackow缝合法在股四头肌腱的髌侧端固定两条0号缝线（图6.18a～c）。

分开两侧肌腱，用两个Kantrowitz钳固定。

切一段9mm胫骨骨柱，将近端骨柱插入两肌腱中，皮质侧朝下（图6.18a）。

在骨柱周围用两条缝线固定，并保持骨道内骨松质对骨道接触愈合（类似于腘绳肌的准备）（图6.18b）。

以同样的方式将A用于BTB移植物，将骨柱缝合于两肌腱内（当面对骨质疏松患者或翻修手术患者时应使用不同直径的骨柱）（图6.18c、d）。

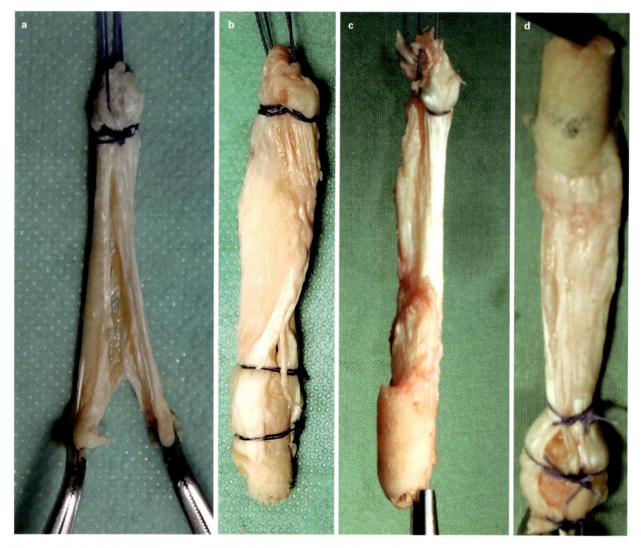

图6.18 股四头肌腱的准备方法。**a.** 在髌骨侧端使用Krackow法缝两针。**b.** 将从胫骨取下的10mm骨柱插在两肌腱之间并用缝线固定（类似于腘绳肌）。**c.** 使用髌骨近端骨柱与胫骨骨柱。**d.** 改造成骨−肌腱−骨移植物，如（**a**）和（**b**）所示

6.2.2.5 将移植物植入骨道

用尺子测量胫骨骨道长度（图6.9）。

对于BTB移植物

将导线穿过胫骨骨道，并将其从前内侧入路拉出（图6.19）。

将带孔导针在膝关节屈曲120°时通过前内侧入路插过或钻过股骨骨道。

将穿过连接较小髌骨块/或移植物的钻眼的线从股骨骨道中拉出。

用弯钳夹住线，将小骨柱拉入胫骨骨道。

将胫骨骨柱拉入胫骨骨道的同时，将移植物拉入内部（图6.19）。

将小骨柱拉入股骨骨道。

然后倒过头来，将胫骨骨柱使劲向上推直至胫骨平台。

与股骨骨柱交替用力推进。

6.2.2.6 移植物的固定

类似于腘绳肌腱的固定（图6.12～图6.14）。

与往常的经验相反："自下而上"固定是基于膝关节形状的"自适应拉紧"。另见6.3.2.5节。

胫骨端固定

固定步骤是待移植物完全通过骨道后进行。

胫骨骨柱[长度（9+3）mm的移植物]被推入骨道并固定在关节腘绳肌附近。

移植物正确的位置可以通过骨道的长度减去骨柱的长度=植入后胫骨骨道的深度来控制。

股骨端固定

从股骨骨道取出长度为30mm的骨柱。

将其切成两段。

如果是BTB作为移植物时：

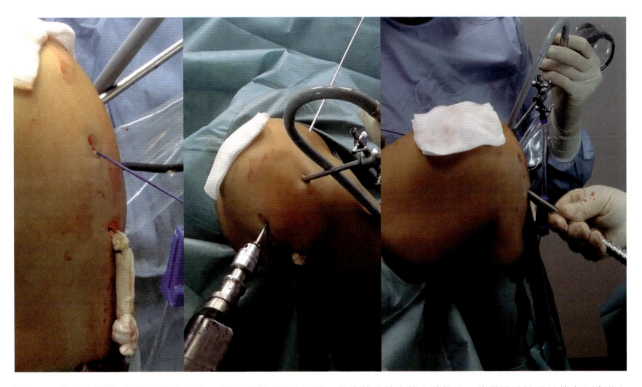

图6.19 股四头肌腱-骨移植物的置入。将导线穿过胫骨骨道，并将其从前内侧入路拉出。将带孔导针通过前内入路进入股骨骨道，并将导线和移植物同时拉入股骨和胫骨骨道将胫骨骨柱拉入胫骨骨道的同时，将移植物拉入内部。类似于腘绳肌

- 在膝关节屈曲120°时，将小骨柱拉入股骨骨道。
- 将皮质-松质骨骨柱插入到直径9mm的推入器中
- 通过前内侧入口将推入器插入股骨骨道。
- 通过推入器侧面的小窗口检查骨柱。
- 在膝关节最大屈曲角度时，收紧导线，同时将骨柱推入骨道内。
- 月牙形嵌入物呈带状（图6.20）。
- 伸膝关节，移植物将在"自下到上"处于自适应拉伸状态下固定（图6.14）。
- 将骨道口的皮质骨推的更深一点。

　　在肌腱-骨作为移植的情况时：
- 类似于腘绳肌肌腱的固定（图6.12和图6.13）。
- 固定步骤是待移植物完全通过骨道后进行。
- 胫骨骨柱[（9+3）mm长的移植物]被推入骨道并固定在关节腘绳肌附近。

- 合适的移植物位置可以通过骨道末端的长度和置入胫骨骨道余下骨柱的长度来确定（图6.9）。
- 检查稳定性。
- 膝关节屈曲位，再次拉紧尾线并剪断。

6.2.2.7　围手术期可能出现的并发症

- 股骨端和/或胫骨固定不稳定：术后4周内膝关节在支具固定下伸直20°受限（表6.2）。
- 股骨后皮质破裂：如果可能，股骨骨道可定在12点钟方向。
- 胫骨端固定不稳定：将骨柱推入胫骨骨道内，用克氏针交叉固定4～6周，然后取下。
- 骨质疏松性骨/翻修手术：股骨侧和胫骨侧的缝线可以分别在胫骨内侧和股骨外侧髁处的骨道外口通过骨桥固定。

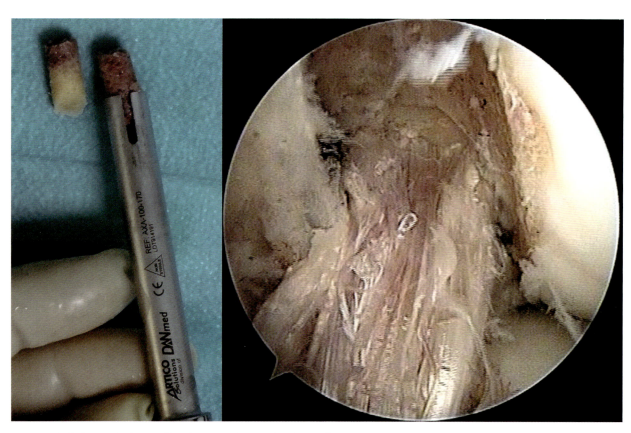

图6.20　宽度为12mm的新月形带状内植物进行股骨端固定，模仿前内侧和后外侧束

6.2.2.8　关闭切口

用可吸收缝线缝合肌腱缺损处的腱膜。

以普通缝合法缝合皮下和皮肤层。

排出关节内的水。

简单包扎。

屈膝夹板最多使用1~2天。

当天行X线检查（图6.26）或行DVT、MSCT、CBCT检查[8-11]，观察骨柱的位置（图6.27和图6.28）。

MRI检查可显示移植物、关节囊、半月板、软骨、骨等（图6.30）。

6.2.2.9　术后康复

参考腘绳肌腱重建部分。

6.3　髌骨BTB或TB骨柱"全压合方式" ACL重建

6.3.1　手术准备

手术器械

- 取腘绳肌的器械：环形切割器、微型环状切割器或直径8~11mm的空心铰刀（图6.1）。
- 摆锯。
- 缝线：
- 2×USP 1，HRT 37（非创伤性）90cm，牵引股骨端移植物
- 或
- 1×USP 5，90cm，将移植物与髌骨柱拉入股骨端的牵引线
- 1×USP 2/0 DS 25 75cm用于缝合腱膜和骨膜
- 1×USP 3/0 DS 24 75cm用于皮下和皮肤的缝合
- 带刨刀的完整关节镜系统。
- 刮匙。
- 常规使用关节镜水泵。

设备，定位器和关节镜管理系统，如腘绳肌重建部分所述。

6.3.2　手术技术

6.3.2.1　获取骨–肌腱–骨移植物

将止血带充气至350mmHg。在做第一个切口前先驱血。

在髌腱的外侧缘或中央，从髌骨远端向下至胫骨结节，做一个垂直的皮肤切口。

从中线处垂直切开腱膜，用两把小拉钩拉开从内、外侧分离肌腱。

用手术刀在髌骨和胫骨结节处标出两骨块的界限。

在切取胫骨骨柱之前，在胫骨骨块的中心钻一个2.7mm的孔，因为它们在原位更稳定。

用摆锯切开胫骨结节，获取长约2cm的胫骨骨柱。

对于**BTB**移植物：将直径为9mm或10mm的空心铰刀放置在髌骨远端1/3处，获取半圆形骨柱（图6.21）。

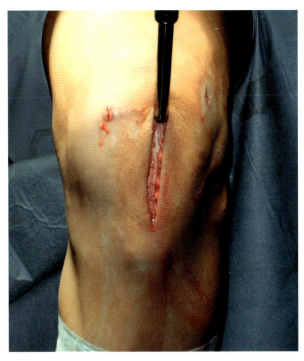

图6.21　分离好髌腱后，将9mm空心铰刀以约30°的平角度插入髌骨远端，在髌腱末端切取10~12mm长的半圆形骨柱

使用10号刀片，纵向切取肌腱的中间1/3，小心地将其与脂肪垫分开。

对于肌腱–骨移植物：取近端肌腱，包括相邻髌骨远端骨膜。

切除胫骨骨柱时，使用小摆锯在胫骨结节处做2cm的水平切口。

将肌腱的中间1/3（带髌骨柱或不带髌骨柱）插入11mm空心铰刀内（图6.22）。

将11mm空心铰刀磨至2cm处，将骨切开并获取移植物。

从钻头上松开并取下空心铰刀，用长推器将（B）TB移植物从铰刀中推出（图6.23）。

用咬骨钳将骨块咬成方块。

将USP 5缝线穿过较小骨柱（通常为髌骨骨柱）的钻孔，或用Krackow缝合法将两条USP 1缝线固定在近端肌腱（髌骨侧）。

6.3.2.2　建立骨道

股骨骨道

参见上文腘绳肌腱部分（图6.6～图6.9）。

胫骨骨道

- 膝关节屈曲至90°，将胫骨导向器插入中间入路。
- 胫骨导向器的角度设置为25°。
- 胫骨导向器尖端居中，使关节内导向器末端正好在PCL前方部位。
- 导向器直接固定在取BTB移植物的胫骨结节缺损处（图6.24b）。

  或

- 皮肤向内侧移动，用胫骨骨道的解剖标准入口。

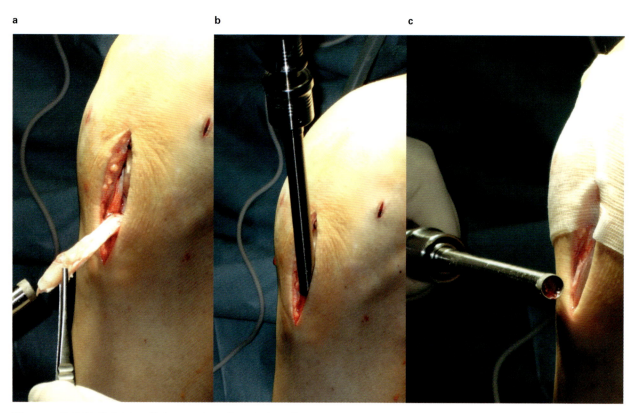

a　　　　　　　　b　　　　　　　　c

图6.22　将髌腱的中间1/3推入11mm空心铰刀（**a**），将11mm空心铰刀插入胫骨结节，并切割一个10～15mm的骨圆柱体。首先用摆锯（**b**）切割这一部位。倾斜铰刀，获取骨–髌腱–骨移植物（**c**）

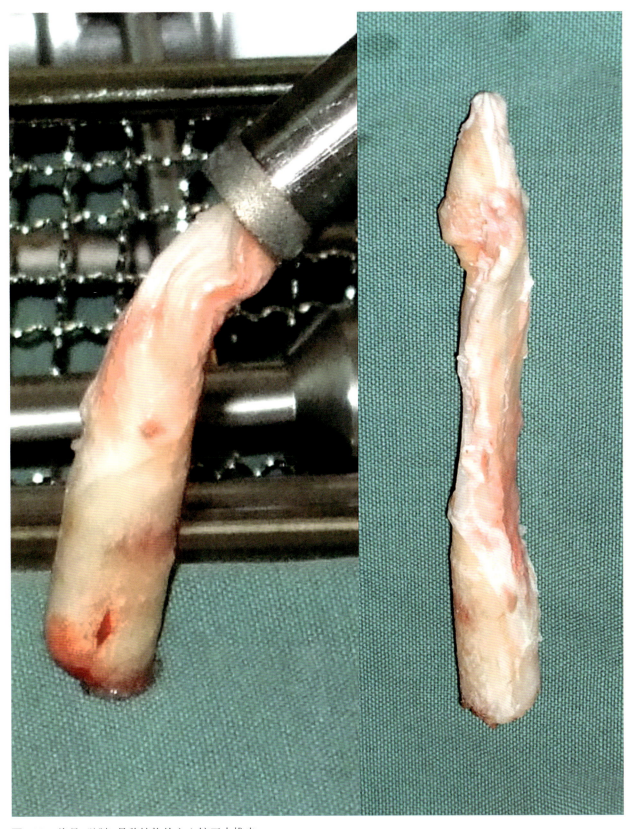

图6.23 将骨–髌腱–骨移植物从空心铰刀中推出

- 导向器固定在内侧皮质，鹅足上方约20mm（正确的为左/右向上）（图6.24a）。
- 用9mm空心钻准备胫骨骨道，与腘绳肌腱部分一样（图6.6～图6.9）。

6.3.2.3 移植物的置入

对于股四头肌腱部分（图6.18）。

6.3.2.4 移植物的固定

类似于腘绳肌腱部分（图6.12和图6.13）。

与往常的经验相反："自下而上"固定是基于膝关节形状的"自适应拉紧"。

胫骨固定

须在移植物完全通过后固定。

将胫骨骨柱（直径11mm）推进并压配、固定在靠近关节的9mm胫骨骨骨道中，骨骨道的最细直径比骨柱小2mm。位置正确与否可以通过以下方法来检验：骨骨道的长度减去骨柱的长度应等于移植物植入后骨骨道的深度（图6.9和图6.25）。

股骨端固定

从股骨骨骨道中取一块长约30mm的骨柱，将其切为两半。

当使用骨–髌腱–**骨移植物**时：

- 屈膝120°，将这块小骨柱拉拽、推送进股骨骨道的深处。
- 将骨柱推入直径9mm固定装置内，带有骨皮质的一端先进入。
- 将带推进器的固定装置经过前内侧骨皮质插入骨道。
- 通过侧面的狭槽控制骨柱。
- 将膝关节极度屈曲，同时拖拽牵引线和推动骨柱，使其平行于骨道内的移植物。
- 此时可以看到中间为扁平带状、支点为新月形

a   b

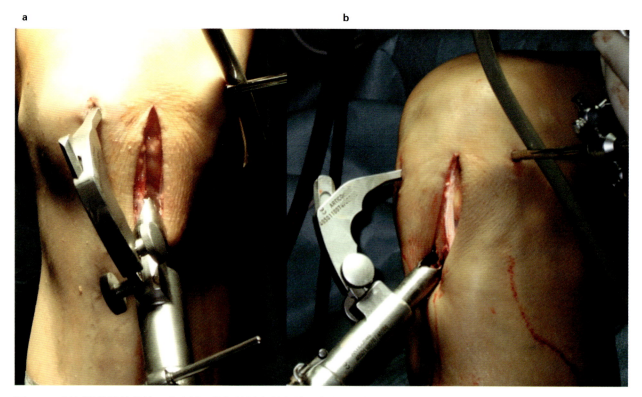

图6.24 制备胫骨骨骨道的两种选择：将胫骨导向器末端固定在胫骨结节缺损处（**a**）或胫骨结节内侧（从解剖学角度上来说此位置更好）（**b**）

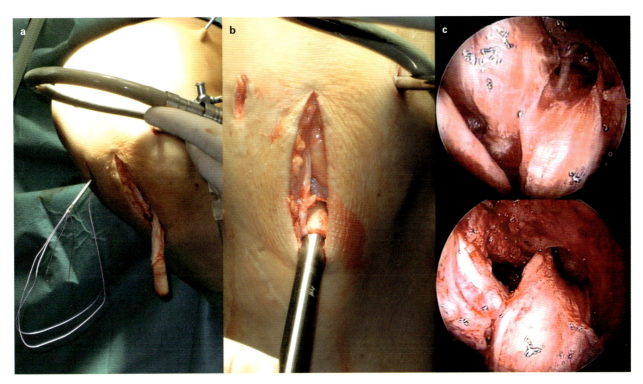

图6.25 从远端推拽牵引线，将移植物拉入骨骨道（**a**）。拉拽的同时推动胫骨骨柱（**b**）。在股骨侧使用骨挤压螺钉将移植物固定在前交叉韧带原始止点的位置（类似腘绳肌腱），模拟重建带状的前交叉韧带（**c**）

移植物被固定好了。

- 将膝关节伸直，移植物将被拉伸，自动调节张力，此为"自下而上"的固定方式（图6.12）。
- 将骨柱皮质端推到比切口表面稍深一点的地方（图6.25）。

当使用腱–骨移植物时：

- 类似于腘绳肌腱（图6.12~图6.14）。
- 检查稳定性。
- 将膝关节屈曲，用力拉线。
- 拔出或剪断牵引线。

6.3.2.5 可能出现的围术期并发症以及处理方案

- 胫骨侧或（和）胫骨侧固定不牢固：术后佩戴膝关节支具4周，将膝关节活动度限制在20°以内（图6.2）。
- 股骨后壁破裂：若条件允许，更换一个更高的位置再次制备骨骨道。

- 胫骨侧固定不牢固：将骨柱推进骨骨道并使用克氏针横穿固定4~6周后取出。
- 为骨质疏松患者进行初次或翻修手术时：股骨侧的牵引线可以被固定在股骨外侧髁处、骨骨道外的小骨桥上；胫骨侧的螺纹可以被固定在胫骨内侧处、骨道外的小骨桥上。

6.3.2.6 结束手术

- 将剩余的骨柱填回胫骨缺损处和骨骨道中。
- 使用可吸收缝线将肌腱缺损处的筋膜缝合。
- 依次关闭皮下层和皮肤。
- 排出关节内的液体。
- 包扎切口。
- 术后使用屈膝夹板固定膝关节1~2天。
- 手术当天拍摄X线片与术前对照（图6.26）或利用数字断层扫描技术（DVT）观察骨道和骨加压螺钉的位置（图6.27~图6.29）。
- MRI可以用来观察移植物的其他问题，以及腱

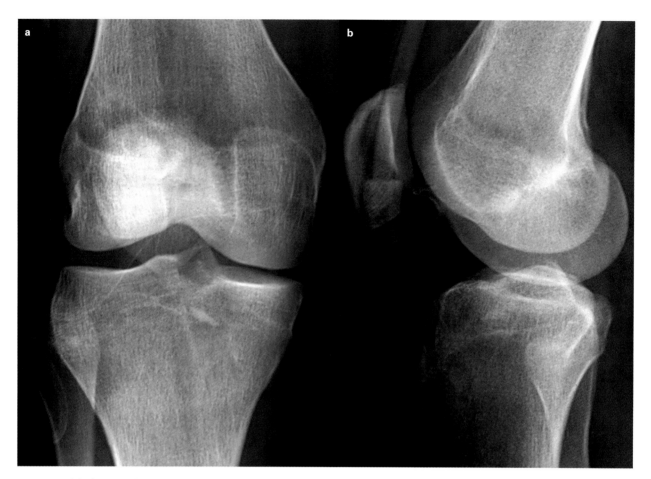

图6.26 手术当天行右侧膝关节X线片，与术前对照，X线片从正位（a）及侧位（b）显示了骨道和骨加压螺钉的位置

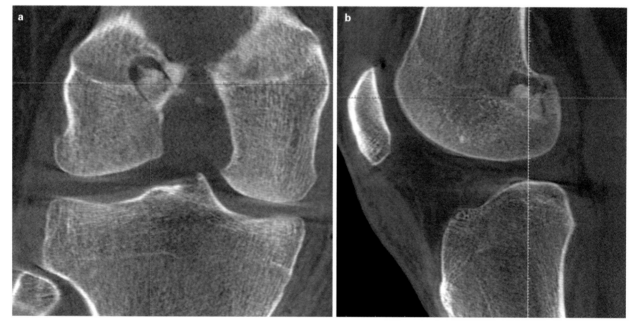

图6.27 右侧膝关节术后进行数字断层扫描技术观察和评估骨挤压螺钉的位置：矢状面上的股骨骨道（a）；冠状面上的股骨骨道，固定后的移植物呈带状（b）；横断面上的股骨骨道（c），用两个骨栓固定在关节线和原始止点处，填充成角的胫骨和股骨骨道；近端，股骨固定在原止点处（d）。DVT是一种多层计算机断层扫描设备，也是一种双锥束CT设备[8-11]（请参照第2章内容）

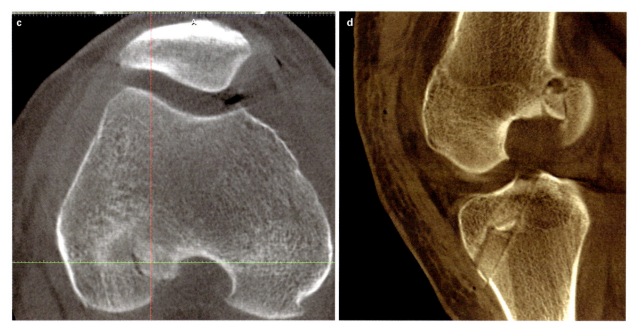

图6.27（续）

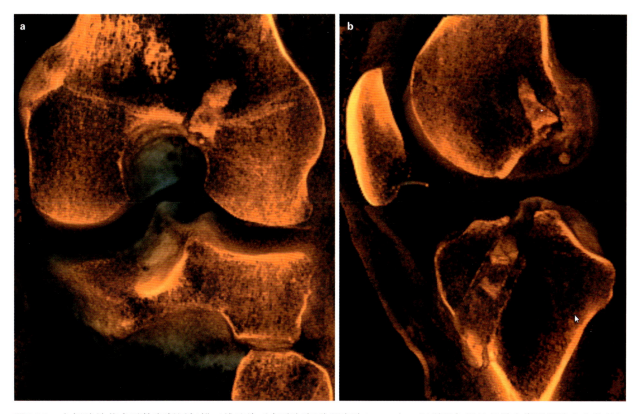

图6.28　右侧膝关节术后数字断层扫描三维渲染（每张幻灯片距离为0.2mm），以增强与股骨骨道中靠近原始止点的骨钉位置的对比（**a**）和胫骨骨道中从侧面靠近关节线的两个骨钉填充的位置（**b**）

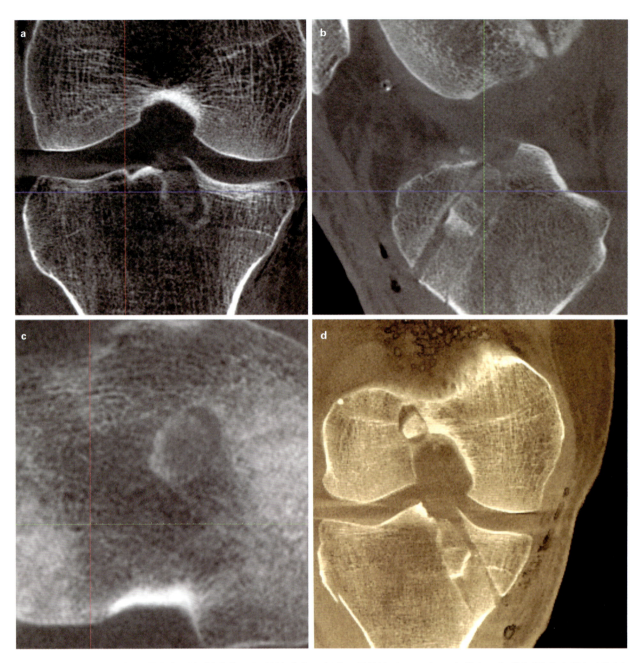

图6.29　右侧膝关节术后数字断层扫描成像。胫骨骨道中一侧有C形骨栓（**a**、**b**），在前交叉韧带原始止点处解剖固定（**c**、**d**）

膜、半月板、软骨等。

6.3.2.7　术后康复

请参照有关腘绳肌腱的内容。

6.3.2.8　术后早期并发症

- 下肢水肿。

- 膝关节僵硬、粘连。
- 下肢静脉血栓形成。
- 股四头肌萎缩。
- 股四头肌无力。
- 髌腱病变。
- 髌前疼痛。

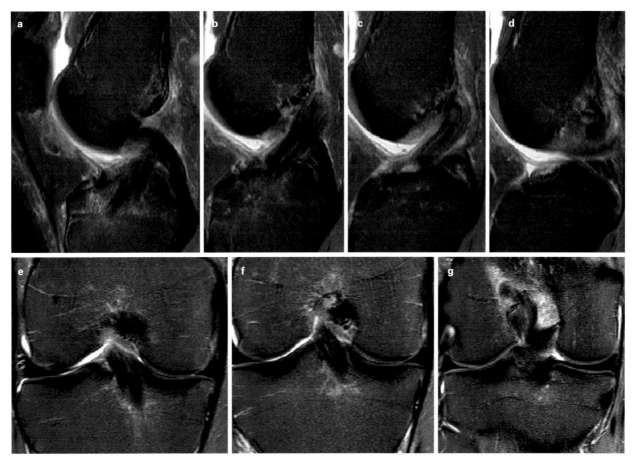

图6.30 左侧膝关节术后3个月复查MRI，从矢状位和冠状位看，腘绳肌移植物与骨质形成解剖学意义上的腱骨愈合。骨骨道中几乎没有液体。置入胫骨的部分是扁平的（**a~c、e、f**），置入股骨的部分也是扁平、带状的（**d、g**）

第7章　骨切开后前交叉韧带的愈合反应

保守治疗部分前交叉韧带（ACL）断裂失败率较高，因此患者经常接受ACL重建治疗。为了保留ACL，将残端重新连接到起点是一种保留组织的思路。

ACL残端缝合大多都失败了。新近的研究显示成功率在增加[1-2]。前交叉韧带的自然营养仅来源于一条股骨近端经膝内侧动脉发出的血管，这可能是其中段或远端断裂大多不愈合的原因。

"愈合反应"是对前交叉韧带股骨端断裂的残端进行处理。对韧带一侧的股骨附着处进行骨髓刺激并准备骨槽可能会有利于愈合。

Steadman等描述了与前交叉韧带重建进行比较青少年竞技运动员[3]以及在老年现役运动员中的良好结果[4]。在5年的长期随访中，愈合反应的再断裂的比率与前交叉韧带重建相当[5]。其他研究发现，在成年患者中，二次前交叉韧带重建的翻修率很高，与初次保守治疗的翻修率不相上下。

与保守治疗相比，愈合反应并未带来更好的疗效[6]。

生物解剖学上似乎存在一个瓶颈，（ACL的）股骨侧动脉营养仅是膝内侧动脉。我们的经验和研究强调了早期手术的重要性，使用常规的生物制剂并严格遵守适应证，同时评估术后康复依从性。将ACL远端残余部分重新定位压入股骨切口，似乎就足以产生愈合反应[7-8]。韧带内应用浓缩的自体生长因子［富血小板血浆（PRP）/自体调节血浆（ACP）］可能有助于这一愈合过程[9]。ACL残端钻孔术并同时在韧带内应用ACP治疗ACL部分断裂在中期随访中显示出的良好效果[10]。

愈合反应治疗的最佳指征是股骨起始处的ACL新鲜断裂，或者更确切地说，是位于"股骨外"的撕裂。磁共振成像（MRI）无法明确使用愈合反应的安全适应证。只有关节镜检查才有助于找到显示完整病变的指征，明确ACL残端的位置和质量。

交叉韧带残端需要有较大的体积（图7.1）。类似情况下的部分断裂适用于愈合反应[10]。手术规划和对患者的教育应包括在两种手术方式的选择中，这样才能为患者受益的成功愈合反应提供严格而正确的指征。

7.1　什么时候实施手术和愈合反应？

再附着和愈合的最大生物学潜力是在创伤后的前3～6周。在少数个别病例中，观察到直到几个月后才能成功供血（永远不要放弃，给生物学

© Springer Nature Switzerland AG 2022
G. Felmet, *Press-Fit Fixation of the Knee Ligaments*, https://doi.org/10.1007/978-3-031-11906-4_7

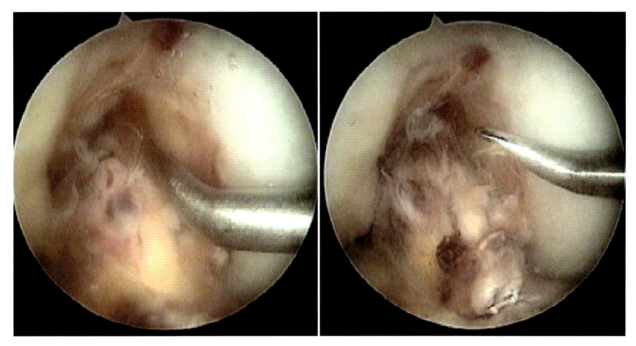

图7.1 伤后5天的完全性前交叉韧带断裂，使用微型挑针结合骨髓刺激将其复位至股骨附着处

一个机会）。

Steadman描述了骨髓刺激后所有的残端用纤维重新复位固定，并描述了良好的结果[3-4]（图7.1）。受此激励和30多年的经验，我们逐步改进了技术。骨髓刺激可以用锉刀、微型凿子、小凿子或弧形凿子进行。我们不满意残端定位不准确的问题，于是找到一小块区域进行骨固定，而不是置入。目前最好的解决方案是用一把弧形凿子在股骨一侧切除一小块骨头。

为了优化适应证，我们根据Koch等描述的5°分级方法，将部分损伤至完全破裂进行了分级。

我们用骨块固定治疗的为4～5级损伤：两束均有物质丢失的完全断裂（表7.1）。

7.2 手术技术

膝关节屈曲约120°，通过前内侧入路在股骨解剖附着点前方切除部分骨质。小心纵向拉开残端；用小凿或挑针将纤维分离并拉伸到最长，以获得最大长度。将纤维重新插入骨切口的缝隙

表7.1 Angele等对前交叉韧带（ACL）部分至完全断裂的分级[10]

分级	部分至完全前交叉韧带断裂的分级
1级	无结构性损伤的前交叉韧带出血，滑膜表面完好
2级	滑膜管外纤维分离的轻微结构损伤
3级	滑膜管撕裂伴一束结构改变
4级	两束纤维均发生显著结构损伤
5级	只有极少量的ACL纤维残留到股骨附着点

中，并用凿子将其压入深部。然后稳定在屈膝30°～40°的位置，停止冲水。稳定的液体环境可以保护骨骼上的纤维。这可以用18世纪瑞士物理学家Daniel Bernoulli描述的液体和气体的流动行为来解释[7]。

最好使用关节镜进行手术。

- 拥有更好的内部视野。
- 检查髁间窝（窄或宽）。
- 必要时清理髁间窝（图7.2）。
- 检查残端质量。

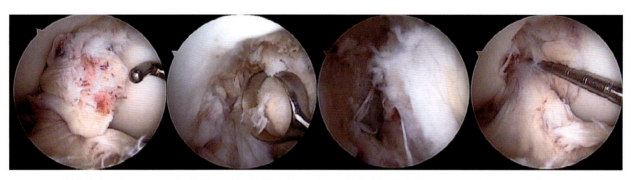

图7.2　股骨端前交叉韧带（ACL）断裂，创伤后2周。从左到右：前十字韧带残端。用刮匙清理髁间。检查股骨侧和残端长度

- 确保破裂位于股骨外侧。
- 用平凿或微型挑针纵向拉开残端。
- 建议在股骨附着点后部的后内侧和后外侧束处使用微型挑针进行钻孔。
- 将膝关节屈曲至120°，用弧形凿在前内侧束的前方附着处制备骨切口和骨槽（图7.3）。
- 将前交叉韧带残端纤维推入骨缝。
- 停止水流冲洗（图7.3）。
- 保持膝关节屈曲20°~30°。
- 用夹板或支架稳定膝关节屈曲位。
- 不建议引流。

7.3　康复

- 术后4周内不要伸展膝关节（表7.2）。
- 持续使用支具并限制活动范围：

  - 第2周前0°~30°~70°
  - 第3/4周0°~30°~90°
  - 第5/6周0°~0°~无限制
- 8~10天后可以开始负重。
- 训练时可同时收缩股四头肌和腘绳肌（表7.2）。
- 术后3个月开始使用ArticoMeter（数字测量仪）进行检查和测量，术后第6、9和12个月继续使用，之后每年进行一次检查和测量（表7.2）。

7.4　我们的研究结果

在2009年/2010年的一项前瞻性研究中，113例经关节镜确定为前交叉韧带股骨上止点撕裂的患者接受了切骨愈合治疗，并进行了长达4.7年的随访。排除标准：失访（4）。多向不稳定性

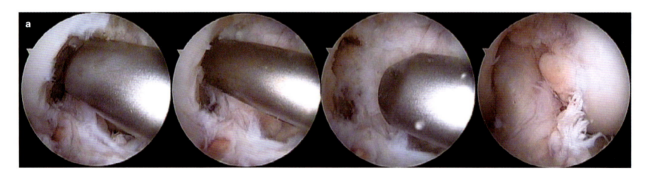

图7.3　**a.** 用弧形凿在原附着点前端切骨并准备骨槽。残端纤维被挤入打开的骨槽中。**b、c.** ACL断裂，近端有瘢痕组织，并出现功能不全（**a**）。将残端分离至最大长度，用小凿子或挑针将其拉伸至最大长度（**b**）。膝关节屈曲120°，用弧形凿进行切骨（**c**）。打开的纤维有一定的长度，可通过凿子挤压并插入原附着点前方的骨缝（**a**）

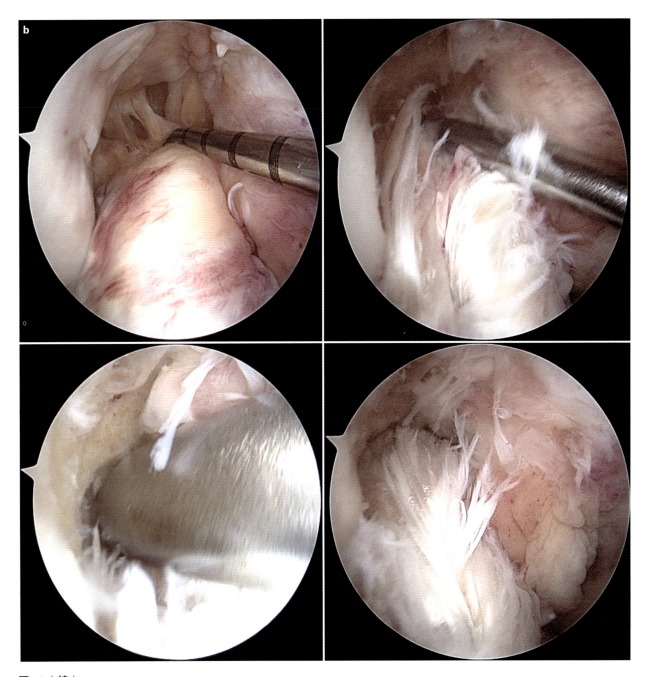

图7.3（续）

（2）。局灶性软骨病变（2）。前交叉韧带部分不完全损伤（20）。

　　9例创伤严重（10%）的患者在术后11～25个月再次发生断裂。关节镜检查显示前交叉韧带中段断裂，而在愈合反应重新插入的股骨区域没有

断裂。其中6例患者的训练条件较差，股四头肌内侧头的反射行为不足。另有6例患者无法完成全部训练。我们共对76例患者进行了评估（表7.2，图7.4）。

　　一般都会进行早期功能康复。与同期使用腘

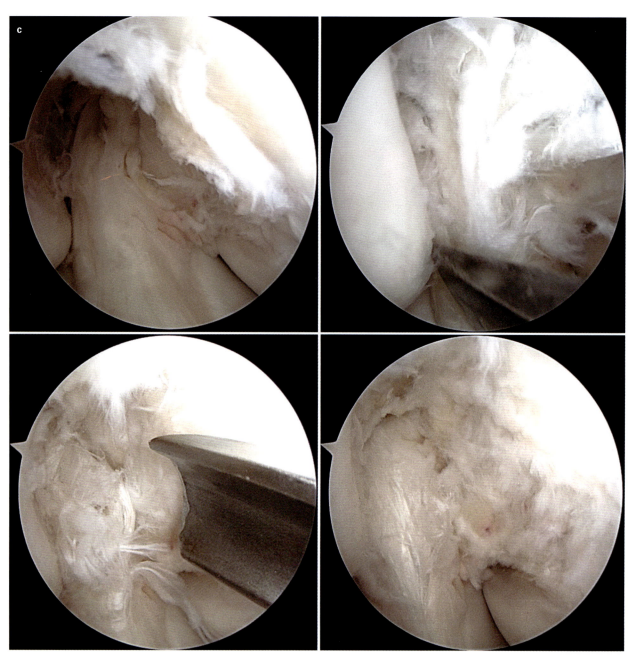

图7.3（续）

绳肌或股四头肌腱进行前交叉韧带重建相比，术后股四头肌和股二头肌肌肉萎缩明显减少。术后第3、6、9和12个月以及以后逐年使用数字滚轮计（Articometer）[11-12]进行松弛度检查、稳定性和协调性测试，结果良好。

12～18个月后，63%的患者恢复了之前的运动，其中大部分是德国足球运动员。FU治疗3年后也获得了同样良好的结果[8]。然而，在Tegner评分中没有恢复所有活动得分[7,8,13]。

表7.2　建议采用康复方案B，使前交叉韧带处于不完全固定的状态（如果有进一步损伤，则需要采用不同的计划）。术后4周内，不允许完全伸直膝关节。立即开始股四头肌和腘绳肌的共同收缩。要制定一个具有适应性的系统性分步计划，同时对运动和设备提出了一些建议（成人可在50～70cm深的水中进行运动。水会像支具一样起到稳定作用）

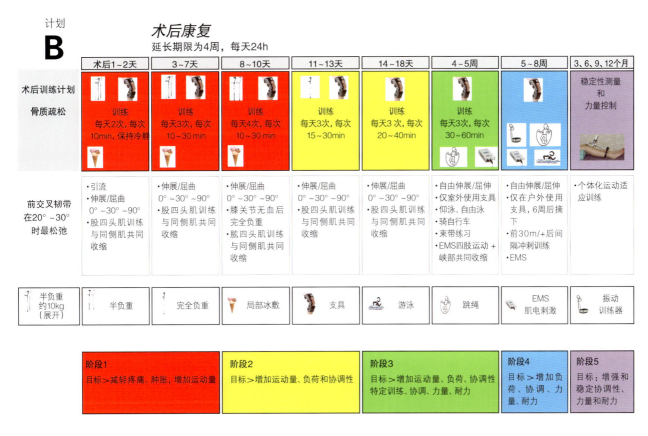

计划 **B**	**术后康复** 延长期限为4周，每天24h							
	术后1~2天	3~7天	8~10天	11~13天	14~18天	4~5周	5~8周	3、6、9、12个月
术后训练计划 骨质疏松	训练 每天2次，每次10min，保持冷静	训练 每天3次，每次10~30 min	训练 每天4次，每次10~30 min	训练 每天3次，每次15~30min	训练 每天3次，每次20~40min	训练 每天3次，每次30~60min		稳定性测量和力量控制
前交叉韧带在20°~30°时最松弛	· 引流 · 伸展/屈曲0°~30°~90° · 股四头肌训练与同侧肌共同收缩	· 伸展/屈曲0°~30°~90° · 股四头肌训练与同侧肌共同收缩	· 伸展/屈曲0°~30°~90° · 膝关节无血后完全负重 · 肱四头肌训练与同侧肌共同收缩	· 伸展/屈曲0°~30°~90° · 股四头肌训练与同侧肌共同收缩	· 伸展/屈曲0°~30°~90° · 股四头肌训练与同侧肌共同收缩	· 自由伸展/屈伸 · 仅室外使用支具 · 仰泳、自由泳 · 骑自行车 · 束带练习 · EMS四肢运动＋峡部共同收缩	· 自由伸展/屈伸 · 仅在户外使用支具，6周后摘下 · 前30m/+后间隔冲刺训练 · EMS	· 个体化运动适应训练
半负重约10kg（展开）	半负重	完全负重	局部冰敷	支具	游泳	跳绳	EMS 肌电刺激	振动训练器

阶段1 目标＞减轻疼痛、肿胀，增加运动量		阶段2 目标＞增加运动量、负荷和协调性		阶段3 目标＞增加运动量、负荷、协调性特定训练、协调、力量、耐力		阶段4 目标＞增加负荷、协调、力量、耐力	阶段5 目标：增强和稳定协调性、力量和耐力

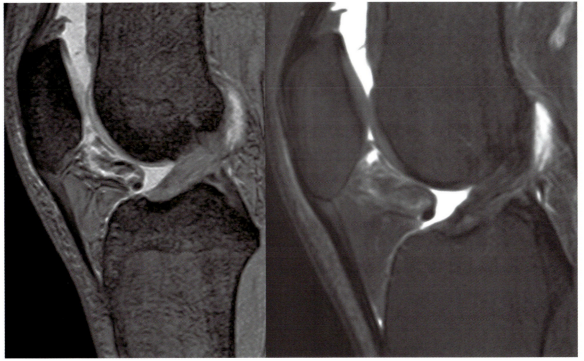

图7.4　女性滑雪运动员，32岁，经愈合反应治疗9个月后MRI图像，膝关节功能稳定

表7.3 骨切开前交叉韧带愈合反应3年随访后的结果

随访4.7年，愈合反应	
随访时间（年）	4.7（3.6～5.8）
n（%）	76（86%）
受伤年龄（岁）	29.2（13～53）
男/女	43/33
受伤：滑雪/足球/手球	9（12%）/29（16%）/38（50%）
半月板病变：内侧/外侧/两者存在	14（19%）/7（9%）/5（7%）
IKDC主观A/B	73（96.5%）
IKDC目标A/B	72（94.7%）
ArticoMeter（数字测量仪）进行Lachman试验	（1.12±0.88）mm
Lachman A 0～2.9mm	72（94.7%）
Lachman B 3～5.9mm	4（5.3%）
轴移试验阴性	69（90.8%）
轴移试验阳性	4（5.3%）
轴移试验滑动	7（5.3%）
Tegner评分	—
受伤前	7.1
随访时	5.5

IKDC，国际膝关节文献委员会；n，病例数

7.5　后交叉韧带的愈合反应

后交叉韧带（PCL）病变的诊断需要仔细、细致的检查。

自发的后抽屉很容易被忽视。

经过反复论证，一些诊断为"ACL不稳定"的原发性PCL病变最终被证明是PCL功能不全。

如果在创伤后的3～6周内检测到新鲜的PCL病变，则保守治疗是有效且成功的。这更多是使用直夹板还是PCL铰链支具的问题。

据我们所知，尚无关于人类PCL愈合反应的文献报道。只有少数关于PCL在动物中的愈合反应的报告。PCL动物模型中骨髓刺激组比无骨髓刺激组的细胞更有细胞特性，并且无骨髓刺激组其组织修复需要更有组织的细胞外基质[14]。此外，骨髓注射组的愈合过程更快[15]。据报道，ACP对ACL愈合反应具有积极作用[10]。

7.6　诊断

临床检查

- 后抽屉不稳定。
- ArticoMeter（数字测量仪）。
- 如果可能，在胫骨后应力下进行X线检查（检查骨折，可以使用CT/数字体积断层扫描（DVT））CBCT：锥束（CT）。
- MRI信号不完整且PCL撕脱（图7.5）。
- 如果存在ACL合并症，应首先解决PCL。

7.7　适应证

PCL病变的愈合反应
- 损伤内前6周，客观检查显示不稳定。
- 后抽屉超过8mm。
- 患者不希望进行保守治疗或由于合并症而无法进行保守治疗。

7.8　手术技术

手术通常使用关节镜进行。两个前入路和两个高后入路是必要的（图7.6）。在解决半月板、软骨及其他副损伤后，进入膝关节后间室。切除滑膜结构后，检查PCL残端。

- 需要良好的PCL体积和PCL残端的剩余部分（图7.7）。
- 检查稳定性并重新定位残端（图7.7）。
- 纵向拉开并用小凿子拉伸PCL末端以获得最大长度（图7.8）。
- 应用前抽屉试验，并检查下方两端之间的距离和接触情况（图7.8）。

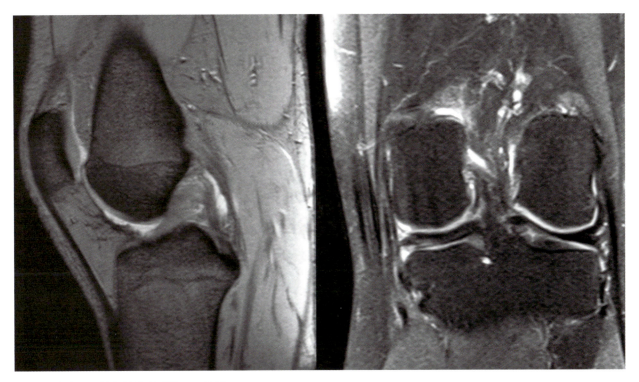

图7.5　膝关节后外侧结构断裂的MRI诊断

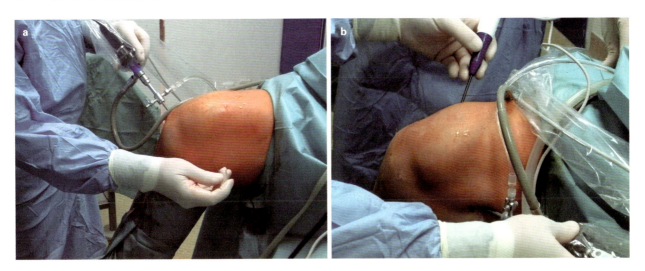

图7.6　**a、b.** 后关节镜入口内侧和外侧

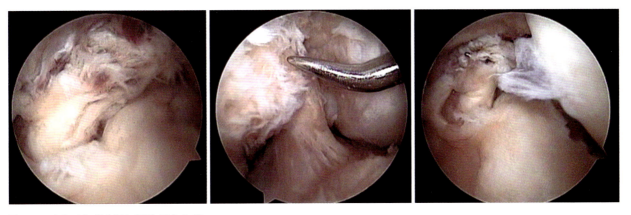

图7.7　后交叉韧带断裂5周伴后方失稳

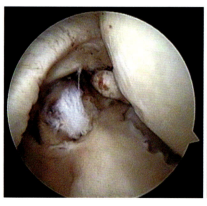
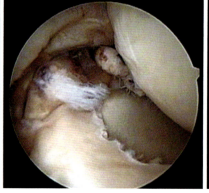
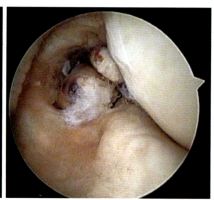

图7.8　纵向分离股骨和胫骨后交叉韧带残端，将两端拉长并端对端放置

- 停止入水。
- 建议从前入路进行排水。

7.9　康复

　　使用直夹板和软垫或使用PCL铰链支具（图7.9）将胫骨近端前推固定（24h不间断固定），持续12周。6周后可以进行PCL铰链支具屈曲锻炼（图7.9）。

　　所有训练都围绕伸肌（股四头肌）展开。在电肌刺激（EMS）的支持下也可以进行主动锻炼。仅在自主且完全伸直的情况下更换支具。第4周后，可以在胫骨前移的主动保护下小心的给予被动活动。

　　于术后第3、6、9和12个月使用ArticoMeter（数字测量仪）进行检查和测量，之后每年复查一次（图7.10）。

7.10　结果

　　从2009年到2013年，我们在门诊使用这种方法治疗了7例患者，并对其进行了长达4年的随访，均未发生韧带相关并发症。每位患者在手术后最初12周内都使用了PCL Jack支架；康复方案如上所述。

　　PCL的愈合反应对外科医生和康复都有很高

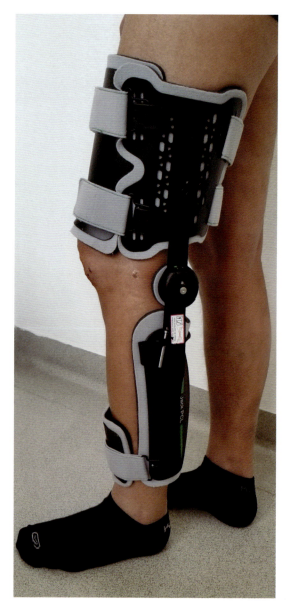

图7.9　佩戴后交叉韧带铰链Albrecht支具12周以上

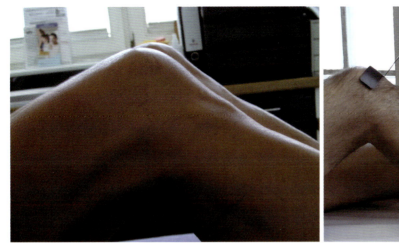
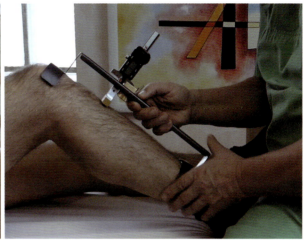

图7.10 愈合反应7个月后，右膝自然出现一个台阶（左图）。使用ArticoMeter（数字测量仪）在膝关节屈曲70°时进行主动测量（右图）[11-12]

的要求。7例患者的主观和客观结果均良好（图7.11）。他们表示对治疗效果满意；其中4例患者恢复了原来的运动，但水平有所降低。治疗过程中没有辅助使用骨髓或PRP类似物质（表7.4）。成功的关键在于与物理治疗师保持密切联系，并对患者进行系统治疗与康复。

7.11 结论

ACL断裂和PCL断裂的愈合反应治疗一样有效。

经过愈合反应治疗的患者在中长期随访中可以获得良好甚至非常好的临床效果，并保持稳定。与重建相比，愈合反应疗法是治疗急性的近端和超近端前交叉韧带断裂的另一种选择。

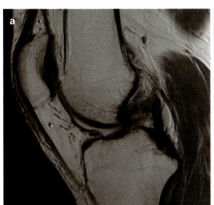
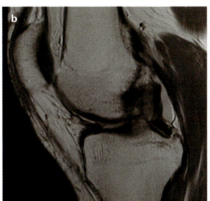
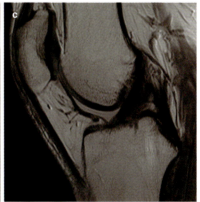

图7.11 愈合反应术后7个月的MRI图像。**a、b.** 后交叉韧带重新整合并成角，有明显的瘢痕组织。**c.** 该患者前交叉韧带信号正常

表7.4　7例患者3年随访后交叉韧带愈合反应治疗结果

3年随访时PCL愈合反应	
随访时间（年）	2.9（2.2～4.1）
n（%）	7（100%）
受伤年龄（岁）	26.4（21～52）
男/女	5/2
受伤：滑雪/足球/手球	1（14%）/3（43%）/3（43%）
半月板损伤：内侧/外侧/两者均存在	1（14%）/0/3（43%）
IKDC主观A/B	74（96.9%）
IKDC客观A/B	71（93.1%）
应用ArticoMeter进行术前70°后抽屉试验	（8.9±1.3）mm
应用ArticoMeter进行术后70°后抽屉试验	（1.9±1.5）mm
自发性后抽屉试验	2（29%）
Tegner评分	—
受伤前	7.4
随访时	5.3

IKDC，国际膝关节文献委员会；n，病例数

第8章　前交叉韧带二次断裂后的翻修术

据报道，前交叉韧带（ACL）重建失败率为3.2%～27%（平均11.8%）[1]。

骨道定位错误和固定不稳是ACL重建失败最常见的原因。多数情况下，可以进行一期的翻修。

在ACL重建翻修手术中，采用自体移植物具有术后松弛度低，并发症和再次手术率更低的优势。然而，在排除经照射的同种异体移植物后，自体移植物和同种异体移植物的效果相似。总体而言，ACL重建翻修手术时移植物的选择应根据具体情况，例如考虑外科医生的首选技术、是否需要联合重建、以前使用的移植物类型、骨道是否扩大以及同种异体移植物的可行性[2]。

一项研究在5年的随访中比较了自体和同种异体髌腱移植物翻修ACL的结果，发现两种移植物的稳定性相似[3]。

一项荟萃分析比较了临床上自体肌腱移植和同种异体软组织移植初次重建ACL的结果，结果显示同种异体软组织移植效果不如自体肌腱移植[4]。

最近的综述报告了几个研究系列手术失败的程度，实际临床失败率（程度0～82%）在16个系列中有15个大于5%，其中12个大于10%。最常见的术后并发症是膝关节僵硬和前膝疼痛，而再次手术主要是清创和半月板切除术。在这篇综述中的大多数研究中，ACL重建翻修手术后再撕裂的发生率小于5%，在16个系列中的8个研究中为0[5]。

随着ACL翻修率的增加，移植物的选择也具有挑战性。在ACL翻修术中，膝关节损伤，如软骨和半月板损伤，比初次ACL重建术中更常见。与初次ACL手术相比，接受ACL翻修术的患者重返运动的比率较低[6]。

8.1　诊断

如"临床调查"中所述，检查外伤史和手术史、现病史和影像学检查以及体征和并发症。对骨道进行分析和测量，以进行准确的规划。

1. 常规X线片（图8.1）
2. MRI扫描（图8.2）
3. CT扫描（图8.3）
4. 数字断层扫描［DVT（CBCT）］（图8.4和图8.5）

检查是否骨质疏松、缺损、骨道位置和扩大程度。

© Springer Nature Switzerland AG 2022
G. Felmet, *Press-Fit Fixation of the Knee Ligaments*, https://doi.org/10.1007/978-3-031-11906-4_8

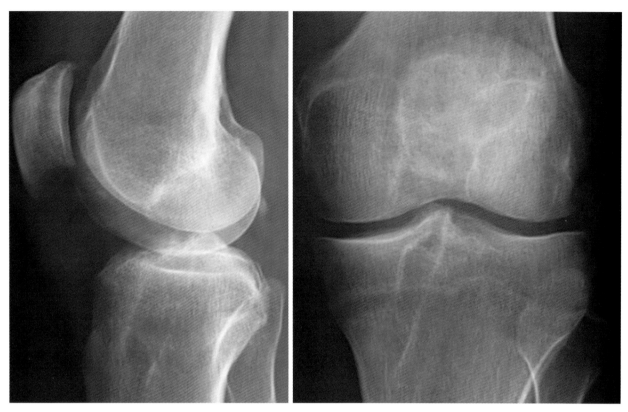

图8.1 常规X线片（如可能选择承重位）检查骨道、骨存量、退行性病变和形态学的概况

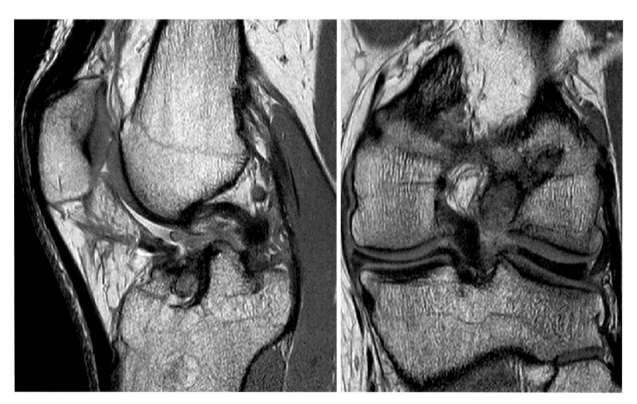

图8.2 MRI显示T1和T2加权序列的韧带、软骨、半月板、软组织、炎症和骨挫伤形态。正确或者错误的骨道、扩大程度、带或者不带螺钉的一期手术方式

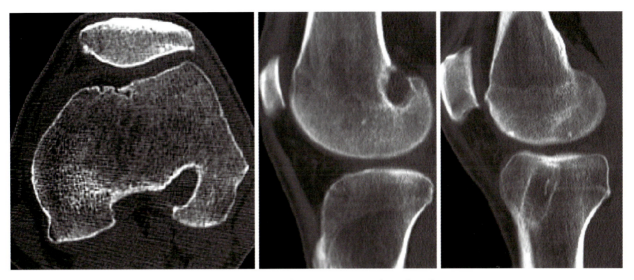

图8.3　骨道扩大、骨溶解和骨形态的CT断层扫描。通常每层3mm，可进行三维重建

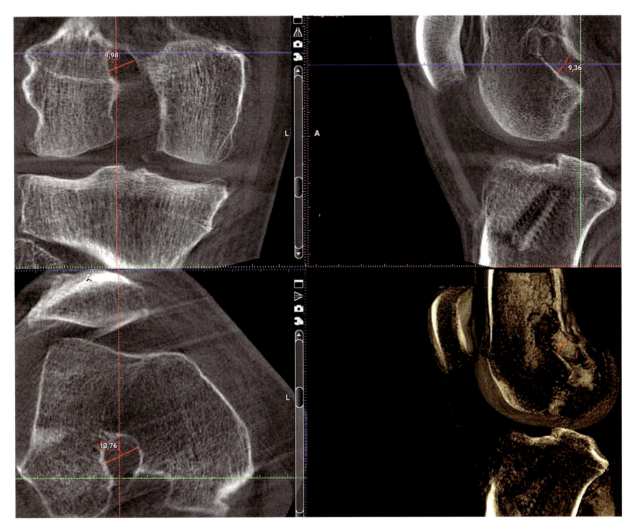

图8.4　骨道扩大、骨溶解和骨形态的数字断层扫描（CBCT）。DVT（CBCT）具有高分辨率，每层0.2mm，辐射低，在不到30s的时间内进行3D重建（这里是股骨骨道测量）。DVT（CBCT）是一种多层计算机断层扫描设备或双锥束CT设备[7-10]

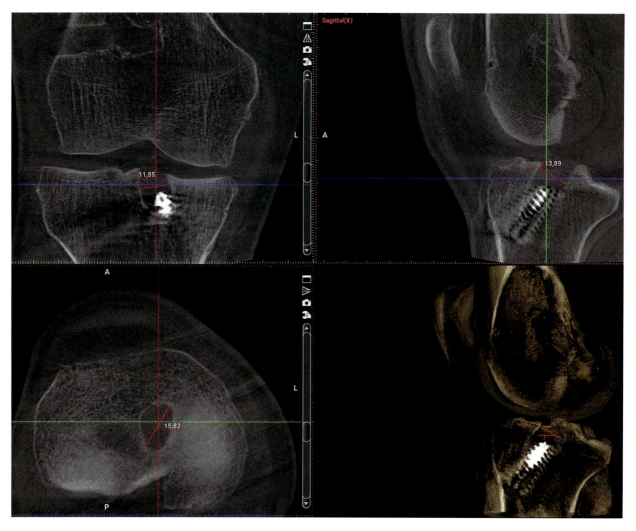

图8.5　骨道扩大、骨溶解和骨形态的数字断层扫描（CBCT）。DVT（CBCT）具有高分辨率，每层0.2mm，辐射低，在不到30s的时间内进行3D重建（这里是胫骨骨道测量和金属螺钉）

8.2　手术管理和策略

ACL再次损伤后的翻修多伴有骨道扩大。

此时金属界面螺钉可能位于骨骨道深处或者骨道外（图8.5）。可吸收螺钉大多仍然存在或者不完全吸收。通常可以取出缝线。股骨侧的内扣应保留。缝合盘大多位于胫骨侧。

通常应清除异物。金属螺钉可能会导致骨量出现较大缺陷，从而使单阶段手术变得不可能。完整的生物螺钉（不可吸收）可以加深钻孔并留下来帮助固定。可吸收螺钉必须拆除。

手术应配备空心铰刀、导向装置、测量仪器和不同直径（大多数为9～11mm）的菱形、冠状铰刀，取腱器和骨道扩张器。

骨道的定位可以是：正确、不完全错误，或完全错误的。

完全错误的骨道往往建议直接重建新的正确的骨道。没有扩大的骨道可以在两侧用超过直径的骨填充物填充，用以给移植物加压（图8.9）。

如第5章和第6章所述，我们开发了一种手术技术，在股骨和胫骨侧全嵌压固定的基础上，用骨填充物在解剖位上一次性完成对移植物的固定[11-14]（图8.6～图8.8）。也有报道在一期翻修中，超过直径的同种异体骨和骨道前侧加压固定也有良好手术效果[15]。

8.3 如何做决定

ACL翻修的要求很高。根据不同患者，制订一期翻修或者二期翻修的手术方案。特殊的病例和检查结果可能需要规划更加复杂的手术方案（图8.9）。

检查是否存在以下情况

（a）骨道位置正确

（b）骨道位置不完全正确

（c）骨道位置完全错误

（d）骨道扩大9mm及以上

（e）骨量稳定

（f）没有骨质疏松

（g）骨道内没有爆裂

A. 如果骨道正确（a）、未扩大（没有d）且骨质量良好（有e～g），则可能可以进行一期ACL重建（图8.10）。

– 检查剩余的移植物，并从第2章中选取一种方法。

B. 在骨质量良好的情况下（没有e～g），如果骨道只有一半正确（没有c、d），可以重新建立正确的生物力学。

– 如果方案B"交叉通道"可行，可以考虑一期ACL重建（图8.11～图8.13）。

C. 如果（A）和（B）都没有明确的适应证——则在恢复骨量后选用二期翻修的手术方案。

一期翻修

稳定的生物可吸收性移植物可以保留。金属和植入物应当移除。骨道可以通过CT或DVT（CBCT）进行检查。在手术过程中，骨道的宽度

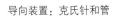

导向装置：克氏针和管

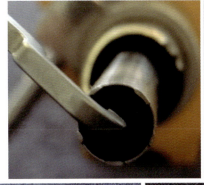

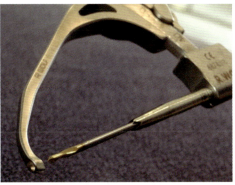

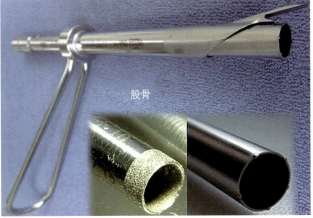

股骨

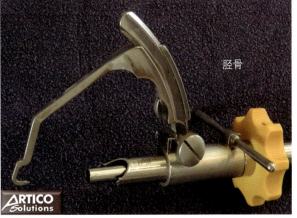

胫骨

图8.6 导向装置也有助于修正。K线导向装置可用于带有额外内部导向装置的空心铰刀。管状导向装置适用于空心铰刀

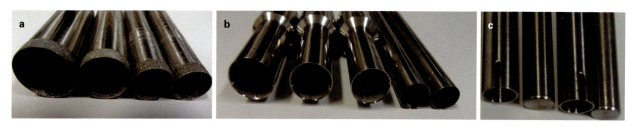

图8.7　金刚石空心铰刀（a），提取器将骨柱从骨中取出（b），不同的充填器将骨柱或松质骨屑填充到骨道中（c）。尺寸不同多为9～11mm

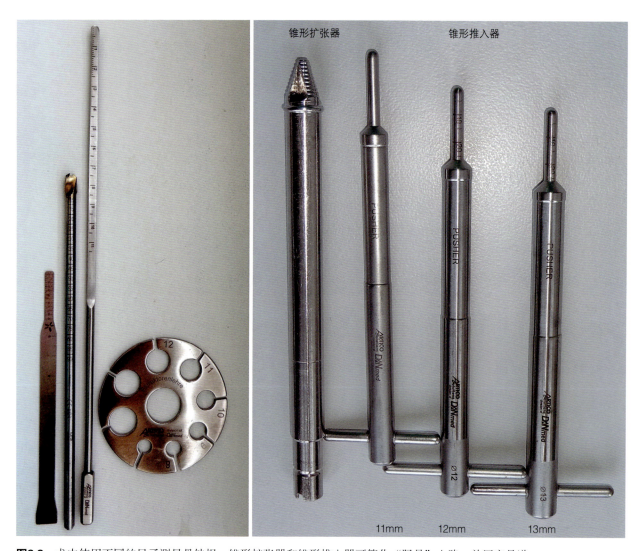

图8.8　术中使用不同的尺子测量骨缺损。锥形扩张器和锥形推入器可简化"胫骨"入路，并压实骨道

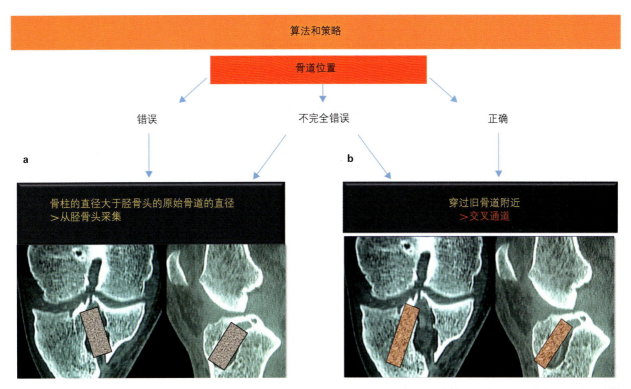

图8.9　骨道正确、不完全错误、错误情况下的单阶段算法和策略。在同一骨道（**b**）内使用超大骨柱（来自胫骨头的自体骨柱或同源骨柱（**a**）固定，于原有骨道附近穿过并与原有骨道形成交叉通道

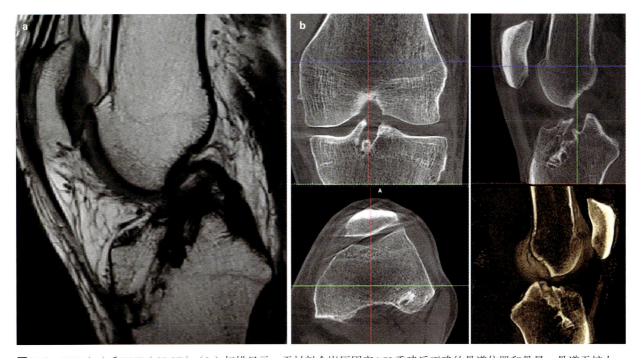

图8.10　MRI（**a**）和DVT（CBCT）（**b**）扫描显示，无材料全嵌压固定ACL重建后正确的骨道位置和骨量，骨道无扩大

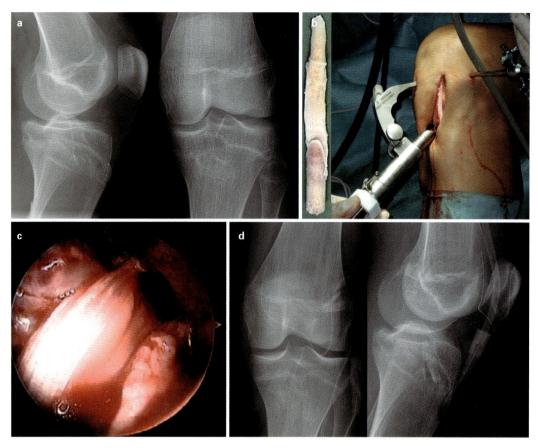

图8.11 一期重建（同一骨道），19岁男性，无材料重建后再次断裂。**a.** X线片显示骨道位置正确，无扩大。**b.** 切取中1/3的骨-髌腱-骨，采用原骨道。**c.** 带状全嵌压固定ACL重建。**d.** 骨柱的正确位置

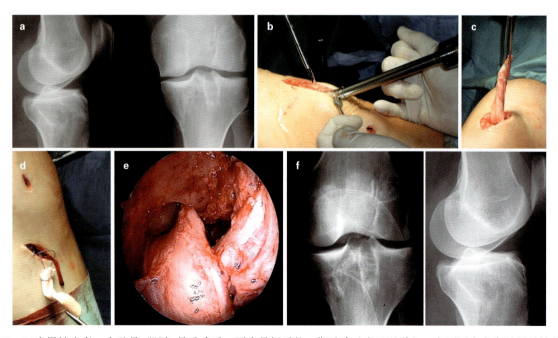

图8.12 28岁男性患者，在髌骨-肌腱-骨重建后，再次骨折后的一期重建（交叉通道），主要固定在穿过胫骨结节的中央骨道上。**a.** X线片显示正确的骨道。**b**、**c.** 取股四头肌腱中1/3作为肌腱-骨移植物。**d.** 使用穿过关节内旧骨道的胫骨前内侧骨道。**e.** 带状全嵌压固定ACL重建。**f.** 骨柱和植骨的正确位置

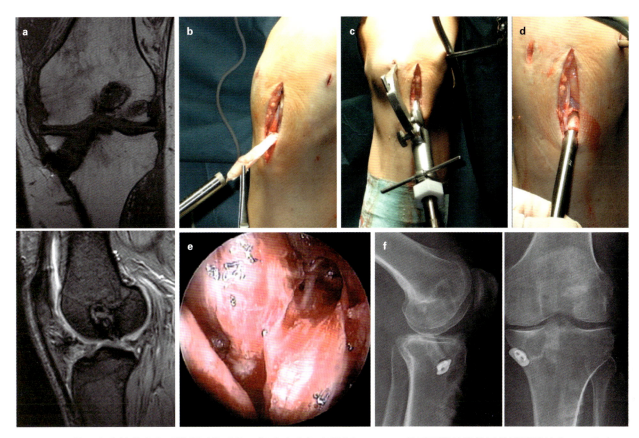

图8.13 一位48岁女性骨道位置错误置换后的一期重建（交叉通道）。**a.** MRI显示两侧骨道位置均错误并扩大。**b.** 取中1/3的髌骨–腱–骨（BTB）。**c.** 建立穿过胫骨结节的中央骨道（穿过取BTB的缺损）。**d.** 并将移植物固定。**e.** 稳定的ACL重建呈带状。**f.** 胫骨骨柱的正确位置（将缝合盘留在原位以保护软组织）

和骨骼的质量可以通过不同尺寸的推出器来证明（图8.7）。

根据你的选择和移植：

1. 髌腱–骨

2. 股四头肌腱–骨，用适当直径的中空铰刀切取出骨柱（图8.12）

3. 4股肌腱在胫骨骨道或胫骨头部的一侧使用骨柱固定。在骨道位置错误的情况下，将新的移植物插入到正确的位置（图8.13）

　　使用比骨道更大的全嵌压固定器械采集骨柱，以进行压配固定。

　　检查旁路和"交叉通道"（图8.12和图8.13）。

　　方案B：对于"交叉通道"，胫骨骨道位于胫骨结节旁或穿过胫骨结节（后者更利于采

用"骨–髌腱–骨"移植物。新的骨道穿过旧骨道并达到正确的解剖位置，并用一个超大的骨柱从胫骨头部（用中空铰刀获取）置入，一步完成移植物压实。移植物从远端插入并固定在平台附近的胫骨骨道中。骨柱与先前的骨道部分重叠。股骨侧固定，用一枚骨钉"从下到上"在膝关节屈曲120°位置固定。

　　用此骨道或胫骨头部的骨柱将移植物固定在股骨侧，按照第6章中的步骤进行。可以考虑使用同种异体骨柱。

8.4 康复

- 固定稳固允许自由伸展：建议采用康复方案A（表8.1）。

表8.1　固定稳定建议采用康复计划A（需要个性化指定方案，避免进一步损伤）。系统的循序渐进的康复方案能够达到关节完全伸展。对康复练习和器械方面建议如下。成人可在50～70cm深度的水中进行康复

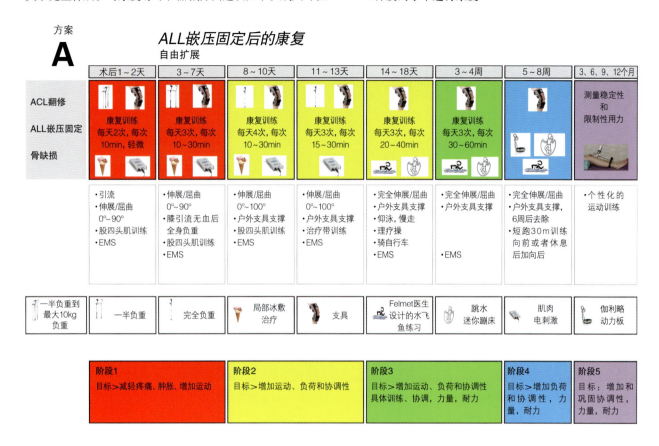

• 骨质疏松或者固定不稳定，在术后2～4周内应将伸展角度限制在20°～30°；建议采用康复方案B（表8.2）。

二期翻修

需要恢复骨量，应该用自体骨或者同种异体骨封闭缺损。植骨可以通过自体骨获得，例如，从髂骨棘获取。可以使用全嵌压固定工具、空心铰刀和提取器。

同种异体松质骨片，方便了患者和医生的手术（图8.14）。如果没有禁忌证，建议使用80mg/15cm³的庆大霉素与自体血和松质骨屑混合使用。也可以使用自体骨。对骨道进行修改并完全清除其余的移植物、螺钉、螺纹等（图8.15）。两个骨道都用松质骨屑压实覆盖（图

8.14、图8.16和图8.17）。如图所示，移植物置入通常在3～4个月后二期进行（图8.18）。

所示原理也可用于各种翻修和骨缺损，如PCL。4年后的随访结果显示，二期翻修的早期稳定性更好（表8.3）。而一期翻修似乎可以节省时间，患者能够更早的运动康复。半月板和软骨的并发症对两种手术方案均有影响。此外，从长远来看，肌肉力量和心理准备是重返体育运动的重要因素。一期翻修手术显示早期稳定性稍差，但是在恢复运动方面没有明显差异。骨道定位完全错误和不完全错误的患者，取得早期稳定性后的收益更大。少数患者在一期手术3～4个月的时间可以早期恢复运动，但是长期随访两种手术方案没有明显差异。一期手术的适应证必须满足骨道定位正确和满足骨质量的严格标准。同时必须考虑并发症和内在的因素，比如解剖学上的内翻

表8.2 对于骨质疏松或不稳定的固定，建议采用康复计划B（需要不同的方案确保没有进一步的损伤），2~4周内不允许全范围活动以减轻ACL的张力。需要制定一个系统性的分步计划。对康复练习和器械方面提出一些建议。成人可以在50~70cm深度的水中进行水疗

ACL一期翻修和二期翻修的4年随访	一期	二期
手术年份（年）	2008—2016	2015—2019
随访数年（年）	4（2.8~6.1）	3.5（2.6~4.2）
病例数（例）	32	39
受伤时的年龄（岁）	31.2（19~43）	36.4（19~57）
男性/女性	14/18	18/21
移植物：P-BTB/腘绳肌/股四头肌腱（同侧）	（5）-（11）-（16）	（1）-（9）-（29）
IKDC 主观 A/B	91%	96%
IKDC 目标 A/B	95%	97%
IKDC 总 A/B	87%	91%
KT 1000/数字量程计（mm）	1.89（±0.88）	1.11（±0.66）
Lachman A 0~2.9mm	92%	97%
Lachmann B 3~5.9mm	7%	2%
轴向位移负值	63%	88%
Glide	21%	18%
Tegner评分	—	—
Pretrauma	6.9	7.1
随访	4.4	5.7
并发症	胫骨松动3例，股骨松动1例，感染0例，骨折0例	胫骨松动0例，股骨松动0例，感染0例，骨折0例
骨关节炎，股骨-髌骨	23%	21%
骨关节炎间隙扩大	4%	3%

P-BTB，髌骨-肌腱-骨；IKDC，国际膝关节文献委员会

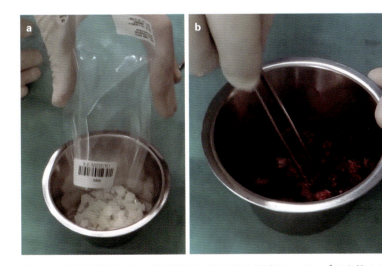
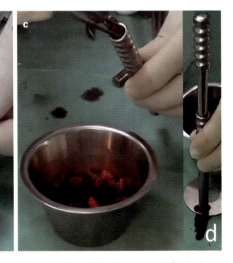

图8.14 同源异体骨（**a**）松质骨屑，混合庆大霉素80mg/15cm³和自体血液（**b**），将骨芯片放入充填器（**c**），压实（**d**）

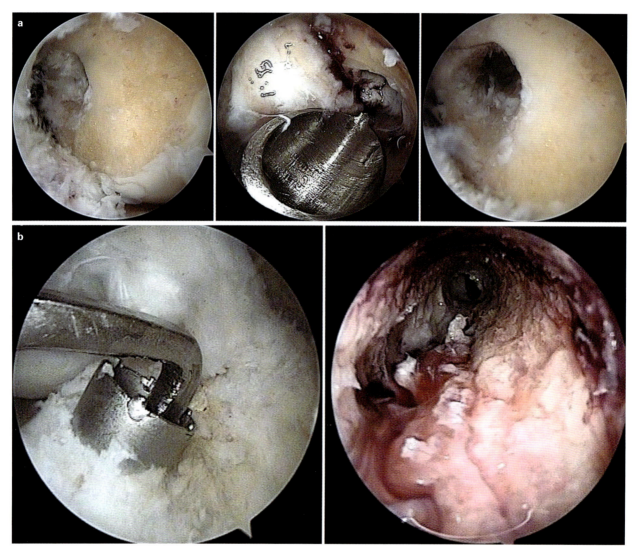

图8.15   清理骨道。**a.** 塑形后的股骨骨道口、股骨管导向器和获取的股骨骨道（从左至右）。**b.** 带Crown Cutter的胫骨导向器，骨道与剩余的旧移植物（从左起）

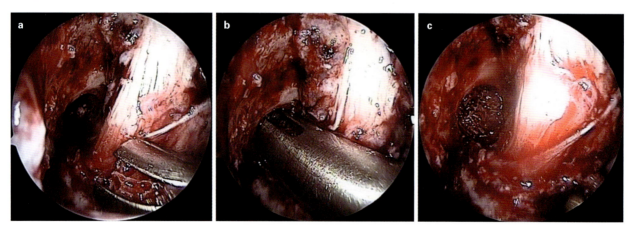

图8.16   从前内侧填充右膝股骨骨道（**a**）加载压实松质骨屑的充填器，使用推进器填充骨道（**b**），以及闭合缺口（**c**）

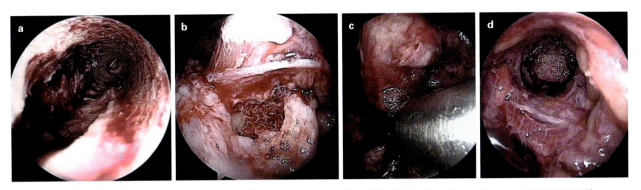

图8.17 **a.** 右膝远端胫骨骨道。**b.** 从远端向上推实的骨屑。**c.** 骨屑被推进器通过前内侧入口推入。**d.** 封闭胫骨骨道

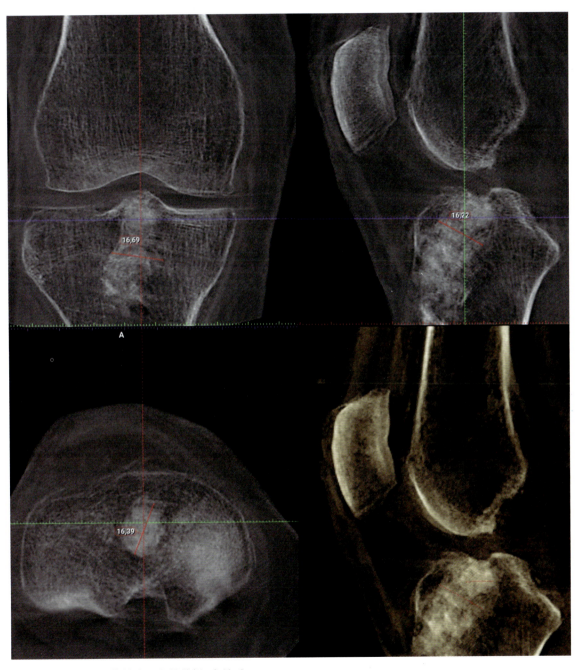

图8.18 同种异体松质骨修补大面积骨缺损4个月后

表8.3　一期翻修和二期翻修4年后的结果：二期翻修组的前方稳定性更好。骨道完全或不完全错误的患者从前方稳定性中获益更多。少数一期翻修的患者具有3～4个月时间上的恢复优势，个别患者能够恢复运动，但是长期观察两组没有明显差异

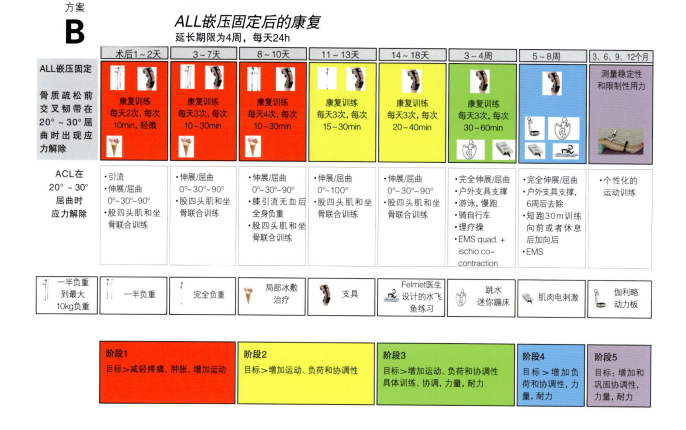

或者外翻、生物力学、骨形态和胫骨后倾角[16-23]（图8.19）（第1章和第2章）。

全嵌压固定ACL和"自下而上"的手术方式的优点

- 自体移植。
- 生物学上简单、可重复、自我调节移植物的张力。
- 适用于每种移植物。

- 易于翻修。
- 易于截骨以矫正胫骨倾斜角和轴向。

空心铰刀——Crown Cutter

- 嵌压标准。
- 管状或克氏针引导装置。
- 最大限度地减少骨质流失。
- 使用相同器械进行自体软骨移植手术。

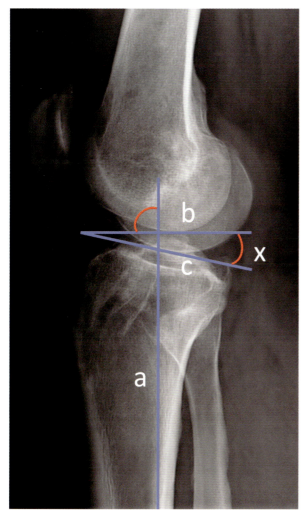

图8.19　应考虑超负荷和韧带再撕裂的生物力学内在的危险因素，如胫骨后倾角增加[16,18,20-21]（第1～3章）

第9章 自体骨软骨移植修复软骨缺损

骨软骨缺损在所有关节中都可以是独立的或者是合并症。修复软骨缺损十分困难，甚至是不可能的。目前已经建立了多种技术的自体软骨移植（ACT）和使用骨髓刺激法的自体修复。生长因子（PRP）或类似疗法利用了干细胞活化。

本章介绍了将骨软骨柱从关节的非承重区域移植到损伤和局灶性病变区域。使用不同尺寸金刚石空心铰刀的操作阐明了移植的原理。也可以使用微型切割器，也可以使用有限制的冠状切割器。本章节的研究显示，使用嵌压固定和空心铰刀对于骨软骨损伤的治疗也有额外的好处。

Hangdy等从非承重区域（如髌骨内侧或外侧沟）使用尖锐中空管收获小型自体骨柱，将其植入受损软骨的承重区，进行自体骨软骨移植[1-2]。92%的患者有良好至优异的疗效，被视为治疗膝关节和其他负重滑膜关节的中小型局灶性软骨和骨软骨缺损的替代方法[2]。踝关节获得了良好到极好的效果，对（供体）膝关节无不良影响[3]。作者还发现，该方法受到缺陷大小和在供体部位取栓数量的限制[4-5]。

骨软骨移植被认为可以用透明软骨长期覆盖缺损区。观察发现在取出多个骨软骨柱后，供区髌股关节会出现疼痛症状。因此，建议该技术仅限于两个最大直径为12mm的骨柱和最多再附加另

一个直径较小的骨柱[6-7]。此外，对于2~10.5cm^{2}的缺陷也报告了良好的结果[8-9]。据报道，Mega自体骨软骨移植系统（OATS）手术使用15mm骨软骨骨柱覆盖股骨内侧承重区域的缺损[10]。

术后6个月和12个月报告了OATS修复后软骨的变化。使用定量偏振光显微镜和其他组织病理学方法揭示了OATS修复缺陷，受体区域邻近部位和植入的软骨中胶原蛋白网络的许多独特的局部变化，这些变化与软骨细胞组织异常有关。这些改变与机械生物学过程以及软骨应力的方向和大小一致[11]。

9.1 适应证

- 外伤、外伤后、剥脱性骨软骨病和局灶性骨软骨坏死病变后股骨髁承重区内的骨软骨局灶性缺损。

- 自体骨软骨移植（OAT）通常用于有可移植的健康软骨，有孤立软骨损伤的年轻患者（50岁以下）。

- 缺陷尺寸不应超过2~4cm^2。

- 合并症，如韧带不稳定和错位，应在OAT干预之前或同时处理。

© Springer Nature Switzerland AG 2022
G. Felmet, *Press-Fit Fixation of the Knee Ligaments,* https://doi.org/10.1007/978-3-031-11906-4_9

9.2 术前评估

9.2.1 临床评估

软骨撕裂的基本迹象：

- 患者描述有肿胀，有时会有咯吱声、绞索或抽搐。疼痛是可变的。
- 患者在爬楼梯或伸直膝关节承受重量时也会感到疼痛。
- 检查评估肿胀的程度和疼痛的位置。两者都会限制活动范围。检查者还可通过轻柔的手法检查前/后交叉韧带、副韧带和半月板的韧带不稳。

进一步的身体评估：

- 检查屈伸过程中冠状面的松弛情况。如果存在，这可能表明有额外的周围韧带的病变。
- 检查关节间隙是否存在疼痛，这可能表明存在半月板撕裂。

9.2.2 影像学评估

9.2.2.1 X线

- 正位和侧位检查可能的骨软骨缺损。

9.2.2.2 磁共振成像（MRI）

- MRI可检查病变的标志和范围，用于检测局灶性软骨缺损和骨挫伤。供区情况也可一并检查。
- 韧带纤维紊乱可见于前/后交叉韧带、副韧带撕裂，半月板病变亦可见。

9.2.2.3 手术时机

- 膝关节周围的炎症基本消除后，就可进行手术。
- 患者股四头肌力量需良好。
- 膝关节必须无疼痛，并能活动到至少120°。

9.3 手术准备

9.3.1 手术设备

- 自体骨软骨移植系统（OATS）包括一个湿磨空心铰刀系统，该系统带有不同直径（8~18mm）的微型冠状切割器或金刚石切割器。
- 直径为8~18mm的提取器、充填器和推出器。
- 通用的空心铰刀适配器（图9.1和图9.2）

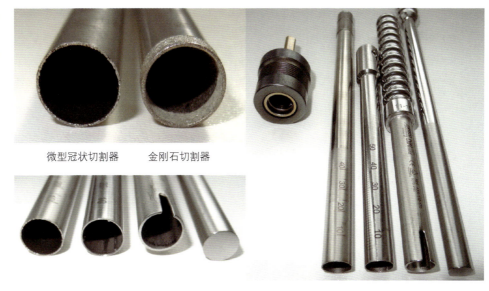

图9.1 湿磨空心铰刀的基本工具组：微型冠状切割器或金刚石切割器、提取器、充填器、推出器和通用适配器

微型冠状切割器　金刚石切割器

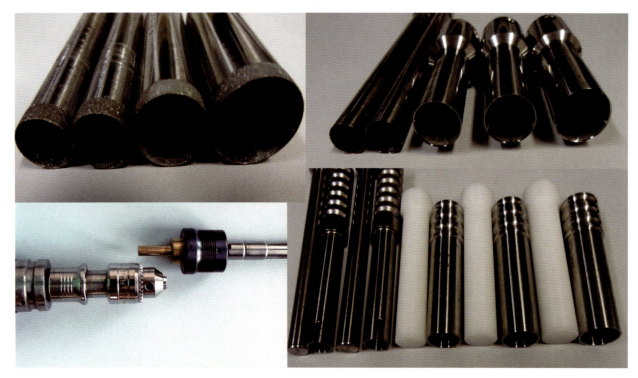

图9.2　Mega OATS湿式磨削，空心铰刀。直径12～16mm最常用。每种尺寸都需要一个提取器、充填器和推出器

带Jacobs Connector的钻头

- 使用湿磨空心铰刀采集合适尺寸的骨软骨骨柱及完整松质骨柱用于嵌压固定。
- 对于直径为6～10mm的小直径骨柱，可以使用OATS设备（没有湿磨空心铰刀）和一个锋利的提取器。
- 带刨削刀的全套关节镜套件。
- 关节镜水泵不是常规使用的。

　　设备定位：
- 关节镜显示器面向手术台另一侧的外科医生，与患者肩部齐平。

　　患者定位：
- 患者仰卧，膝关节屈曲90°，固定在腿托上。
- 确保膝关节从完全伸直到120°屈曲都可以活动。
- 止血带系在大腿上部。

　　进一步的准备：
- 材料移植手术可以合理预防性使用抗生素。

9.4　手术技术

9.4.1　关节镜检查

入路
- 将止血带压调至350mmHg。在做第一个切口之前先驱血。
- 建立前外侧和前内侧入路。
- 高前外侧入口，在外侧关节线上方1.5～2cm处，在可触及的软点处，距髌腱边缘外1cm。
- 前内侧和前外侧相反，在关节线上方1cm，髌腱边缘外1cm。
- 通过检查和探查半月板、软骨和韧带来评估

　　准备和规划：
- 首先需要概述一个良好的视野。
- 切除增生的滑膜和肥厚的皱襞。
- 治疗半月板撕裂和滑膜撞击。
- 首先治疗韧带不稳。

- 决定同时或在二期手术中进行OAT。
- 检查局部缺损并测量尺寸（图9.3）。
- 检查供区相对滑车切迹的位置或相对穹顶表面的距离。
- 使用针头标记以确保入路分别和缺损部位、供区垂直。

　　在缺损部位采集骨软骨骨柱：

- 做垂直股骨髁供区的垂直入路。
- 在关节镜监视下操作小号的空心铰刀和提取器。
- 超过12mm的巨型OATS可能需要一个小的开放切口。
- 插入切取器检查尺寸。
- 使用单一大直径切取器取得单一骨软骨柱（巨型OAT；图9.3）或多个小直径切取器切取多个采用马赛克移植。
- 提取器采集器接触骨组织并切割软骨。
- 将相同尺寸的空心铰刀垂直插入，钻孔至15～20mm后取出。
- 将提取器插入相同的深度。
- 将小杆插入T形手柄的连接器末端。

- 用T形手柄将提取器顺时针旋转90°两次。提取器拆下后可以得到柱状骨槽。
- 使用推出器将提取器中骨软骨骨柱推出。
- 将收获的骨柱浸泡在生理盐水中。

　　在供体部位采集骨软骨骨柱：

- 做一个垂直供区的皮肤切口，确保通过该入路可垂直进入供区。
- 供区位于股骨髁间窝终沟上方内侧或外侧（图9.6），或位于股骨后髁（至少屈曲120°）最宽处，通常使用巨型OATS（图9.7），或位于穹顶上方，使用镶嵌成形术（图9.6）。
- 小号的空心铰刀和提取器可以在关节镜下进行操作。
- 超过12mm的巨型OATS可能需要一个小的开放切口。
- 检查与从缺陷部位采集骨柱表面的对齐情况。
- 插入提取器并检查尺寸，应比骨槽尺寸大一号。
- 提取器接触到骨组织后切割软骨。
- 垂直插入相同尺寸的空心铰刀，钻孔深度为15～20mm，与骨槽部位相同，然后取出。

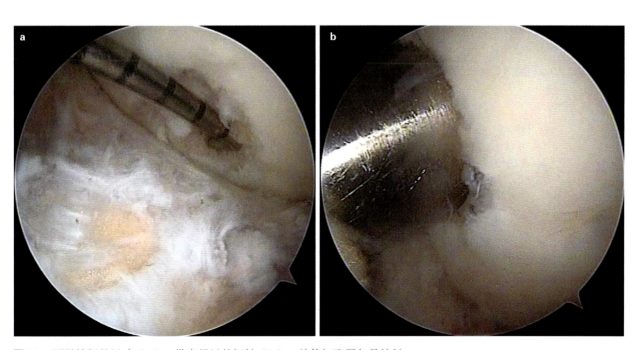

图9.3 测量缺损的尺寸（**a**）。带有量尺的探针（**b**），并使切取器与骨接触

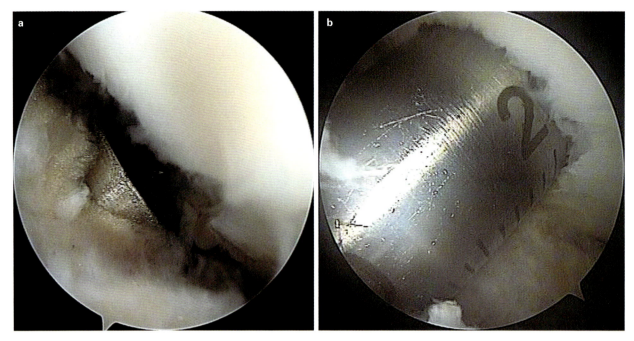

图9.4　插入空心铰刀（a）。磨（湿磨）至20mm标记处（b）

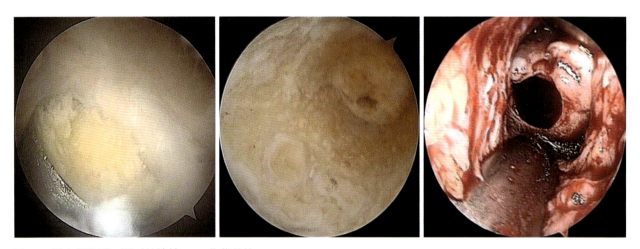

图9.5　插入提取器，顺时针旋转90°，收获骨柱

- 然后将提取器插入相同深度（图9.4）。
- 将小杆插入T形手柄的连接器末端。
- 用T形手柄将提取器顺时针旋转90°两次。提取器拆下后可以得到柱状骨槽。
- 使用推出器将提取器中骨软骨骨柱推出（图9.5）。
- 不要将骨柱放入生理盐水中，防止肿胀。

9.4.2　骨软骨骨转移

9.4.2.1　对病变进行表面处理
- 检查两个骨柱的长度，比较骨槽的深度，将供体骨柱调整到缺损骨柱的长度。
- 检查表面的对齐情况并调整位置以防止出现台阶（图9.8）。

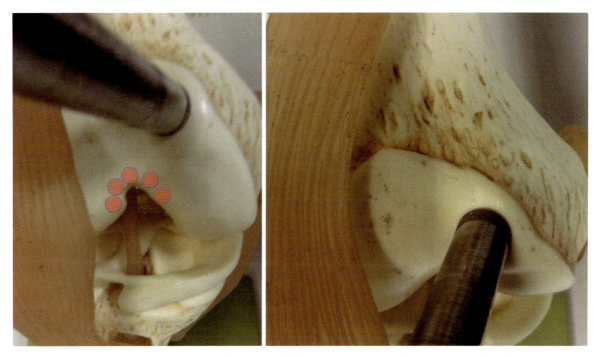

图9.6 巨型OATS的供体部位：内侧滑车。红色圆圈标记供体部位，也适用于镶嵌成形术，位于穹顶表面

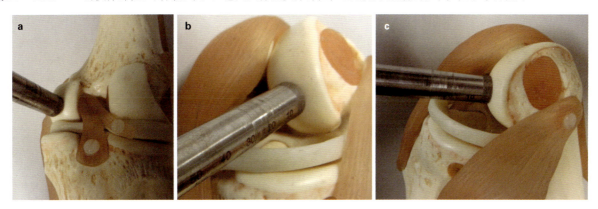

图9.7 后入路（**a**），膝关节屈曲120°时的前入路（**b**、**c**）

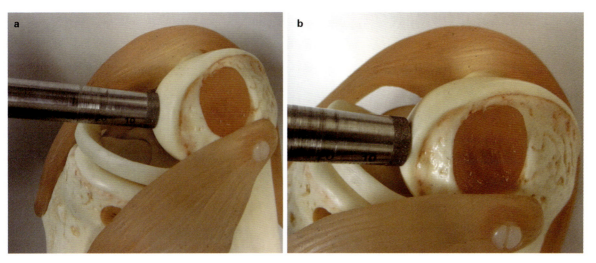

图9.8 股骨髁背侧有不同的曲率，中央（**a**）和外侧（**b**）不同部位的获取标本对填充缺损部位的影响也要考量。注意：边缘软骨较薄

- 将供骨部位的骨软骨骨柱插入充填器中。
- 将充填器垂直于骨槽。
- 将骨软骨骨柱垂直插入受体骨槽中。
- 使用推出器最终推入，并嵌压固定。

9.4.2.2   填充供体部位

- 清理从缺损处取出骨柱的皮质骨。
- 将皮质骨向上的骨柱插入这种大小的充填器。
- 将充填器垂直放置在供体的缺损部位。
- 将骨柱垂直插入供体的缺损部位。
- 骨柱的尺寸比供骨部位的骨槽小一个尺寸。
- 将骨柱向一侧倾斜并用推出器将其固定（图9.9）。

9.4.2.3   个体差异

- 较大的缺损可以通过使用OATS的方法梯次相互重叠的移植骨柱来治疗[10]（图9.10）。
- 经典的马赛克成形术是通过多个小型骨软骨柱并排填塞，相邻骨柱间留有小的间隙[1-2]。

9.4.2.4   围手术期可能发生的并发症

- 供体部位的骨柱短——小心不要插入骨槽最深处。
- 供体骨柱太长——修剪成受体骨槽的大小。
- 缺损部位骨柱未固定在供体的骨槽＞旋转骨柱。
- 将骨柱横向顺时针90°放置，然后将其推入骨槽中。
- 软骨厚度不同但关节面平滑一致＞观察（图9.11）。

9.4.3   闭合

- 用可吸收缝线闭合关节囊。
- 放置引流。
- 以标准方式缝合皮下层和皮肤。
- 常规包扎。
- 使用刚性的直膝夹板。

    术后：

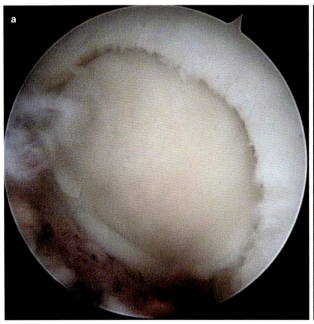
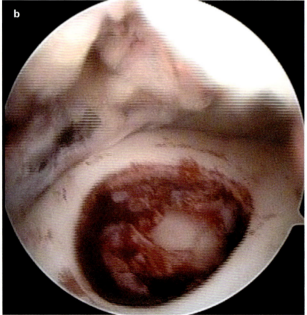

图9.9   从供体部位取出骨软骨骨柱并将其插入缺损部位（a）。将骨柱从缺损部位置入供体部位的骨槽（b）

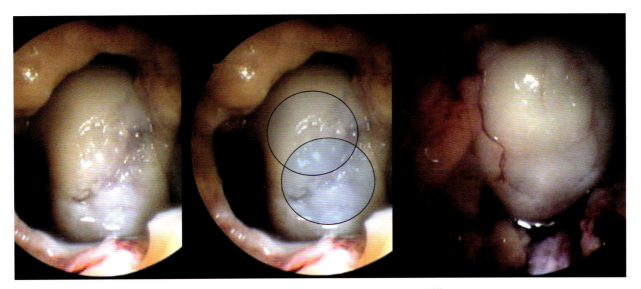

图9.10 巨型OATS：15mm骨软骨骨柱重叠。供体部位：内侧滑车和后内侧股骨髁[10]

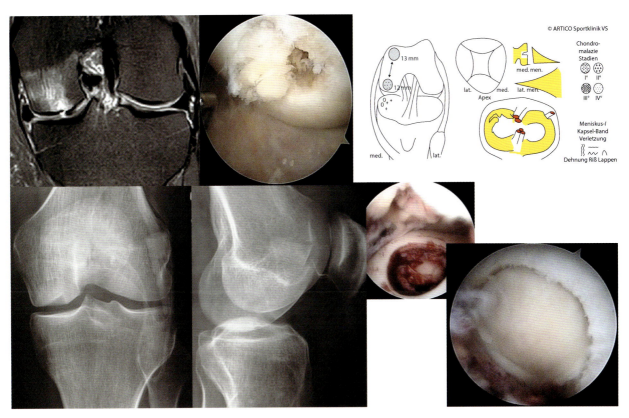

图9.11 股骨内侧承重区骨软骨坏死伴12mm缺损，47岁男性，左膝

- 术后治疗方案。
- 药物：止痛药，非甾体类抗炎药（NSAIDs）。
- 连续被动运动治疗4~6周。
- 负重：3周后25kg。
- 6周后完全负重。
- 术后即刻无限制活动。

- 股四头肌等长收缩和坐骨肌群收缩运动。
- 术后及术后6周拍摄X线片检查骨移植愈合情况。
    术后早期并发症：
- 肿胀。
- 屈膝和/或伸直时关节僵硬。

第10章 质量控制和并发症的管理

如今，前交叉韧带（ACL）重建已经是一个安全和标准化的手术过程。除了技术和个体需求外，就像任何其他外科技术一样，手术学习曲线是绕不过去的。有报道指出手术因素的影响导致术后失败的权重达22%～79%[1-3]。尤其在前30～50个病例的学习曲线中，对于正确骨道解剖定位的理解，是其中一个重要的失败因素[2,4]。

本章展示了不同的工作流程，可能的并发症处理策略，以及质量控制的特点。

10.1 术前规划

根据"世界卫生组织外科安全核查表"手术开始前核对患者肢体的身份和标识必须是一致的，以确保患者的安全性[5]（图10.1）。在麻醉后患者的放松对于术前检查是不可或缺的。确定并记录平移稳定性（向前、向后对照）、副韧带和旋转不稳定性。在使用止血带和电动支架的情况下，四肢必须有良好的衬垫物。为了避免皮肤刺激，衬垫物上面可以覆盖贴膜。

为避免如感觉障碍、早期感染或者伤口愈合障碍等止血带相关并发症，止血带使用不应超过120min[6]。气压止血带合适压力范围为250mmHg到最大值为350mmHg。

10.2 肌腱的切取

肌腱移植物要取得足够长并且粗。根据患

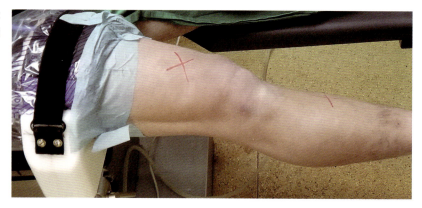

图10.1 根据"世界卫生组织手术安全核查单"，正确的患者身份和肢体的标记以确保患者安全

© Springer Nature Switzerland AG 2022

G. Felmet, *Press-Fit Fixation of the Knee Ligaments*, https://doi.org/10.1007/978-3-031-11906-4_10

者的具体情况和医生的偏好，根据不同移植物的优缺点，必须在术前计划中确定拟要采用的方案A，以及替代方案B。特别对术中取腱过程中不可预测的并发症、甚至移植物丢失，这种规划很有好处。

10.3　骨道定位

错误的骨骨道位置是移植物失效的最大的原因，据报道占70%~80%[1]。尤其是股骨骨道的钻孔失败的可能性最大。股骨骨道位置过于靠前是最常见的技术错误[7]。股骨外髁后壁可视性差以及"住院医师嵴"的错误影响，导致经胫骨钻取到非解剖位点骨道错误概率很高。管型股骨导向装置可以检查股骨骨道的位置。也可以对骨道位置进行放射学评估。胫骨骨道应该确保符合解剖学，既不能太前也不能太后避免移植物髁间窝撞击或过松[8]。

10.4　移植物拉入和固定

在建立的骨道后，移植物通常经过胫骨骨道进入股骨骨道（从下向上）[9]。牵引线应该足够结实。骨骨道应该被清理干净，其内的软组织也应清理干净防止阻挡移植物进入。胫骨侧残端不应完全切除以封闭骨道的缺口。

1. 测量胫骨移植物的直径。用锥形扩大器将胫骨骨道扩大到这个直径，直到胫骨平台下1cm处。
2. 移植物被拉入骨道。逐步将胫骨骨柱挤压至更深。在骨质很硬的情况下，不可能再加深移植物时，用Kocher钳或Kantrowitz钳将移植物完全牵拉出骨道。根据需要再次扩大骨道，然后重新开始以上步骤。
3. 在胫骨骨柱丢失或破坏的情况下，从胫骨近端取新的骨柱并再次插入移植物中（图10.2）。

4. 在固定不稳定或胫骨骨道爆裂的情况下，使用克氏针临时固定6周。或者使用线将其穿过并固定在胫骨骨柱上，将线通过骨桥栓桩在胫骨骨道侧（图10.4）。
5. 股骨侧固定可通过再附加追加额外骨柱，或者是在胫骨近端取比原有骨柱略大直径的骨柱进行固定（图10.2）。
6. 股骨侧未固定：在翻修或骨质疏松的病例中如后壁爆裂，将线可以通过导向器经旁路钻孔进入，将其在股骨外髁的表面，通过两孔之间的骨桥打结固定（图10.3）。

10.5　术后感染

虽然ACL重建术后膝关节感染很少见，但这是一个严重的并发症，可能需要关节镜下冲洗、滑膜切除术甚至ACL翻修。发现感染需要立即采取行动。穿刺积液并进行血液检查[10-11]。在万古霉素（5mg/mL）中浸泡肌腱移植物可降低感染的发生率，据报道感染率从以前的平均1.4%降至近0[12-13]。

10.6　质量控制和标准

术后最初几周对膝关节稳定性和临床康复进展的检查是外科医生的职责。康复计划的制订是由物理治疗师、教练和队医共同完成。

在术后第3、6、9、12个月推荐横向稳定性和轴移试验检查。仪器稳定性测试如ArticoMeter、Rolimeter或KT 1000也是受欢迎和推荐的[14-15]（图10.5）。

在前内侧入路钻取骨道技术的病例报道中，Lachman试验的使用率是约为70%，轴移试验约为78%[17]。在康复过程中，定期测试肢体协调性、肌肉力量、敏捷性是非常重要的，也是制订是否回归竞技体育运动决策的依据（见第11章）。

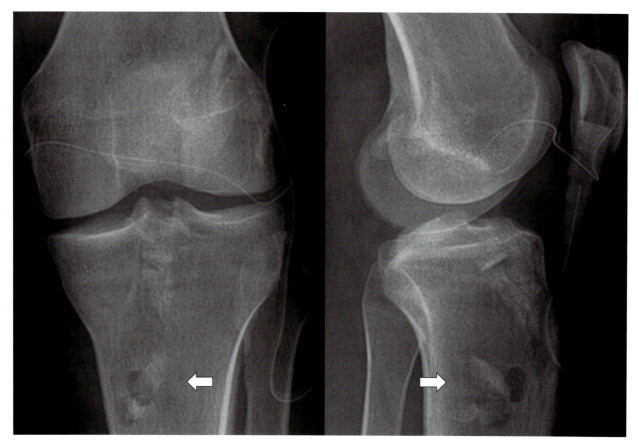

图10.2　在胫骨骨柱丢失或破坏的情况下，从胫骨近端取新的骨柱并再次插入移植物中（箭头）

图10.3　股骨侧未固定：在翻修或骨质疏松的病例中如后壁爆裂，将线可以通过导向器经旁路钻孔进入，将其在股骨外髁的表面，通过两孔之间的骨桥打结固定。胫骨侧不稳定：牵拉通过胫骨骨柱追加的线，在胫骨外侧的两孔之间的骨桥上打结固定

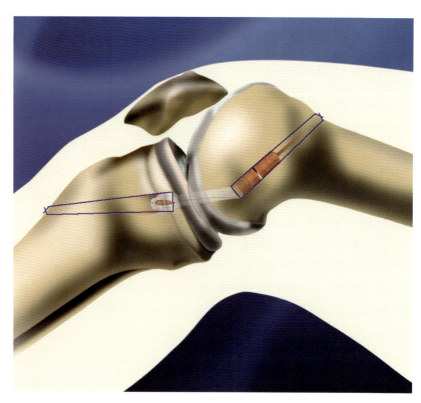

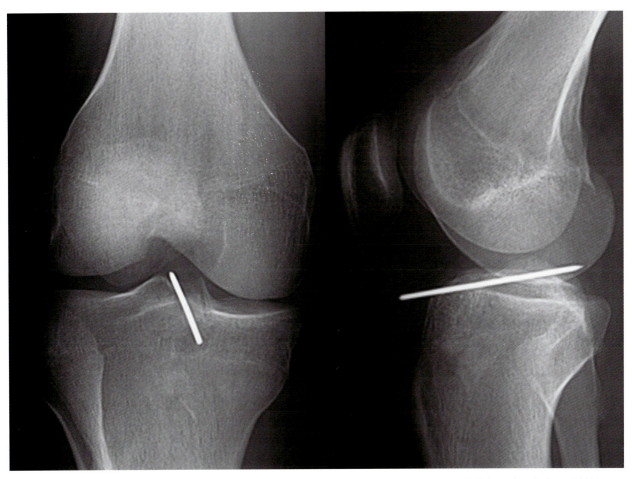

图10.4 在固定不稳定或胫骨骨道爆裂的情况下，使用克氏针临时固定6周。或者使用线将其穿过并固定在胫骨骨柱上，将线通过骨桥栓桩在胫骨骨道侧

图10.5 仪器稳定性测试推荐如ArticoMeter、Rolimeter或KT 1000[14–16]

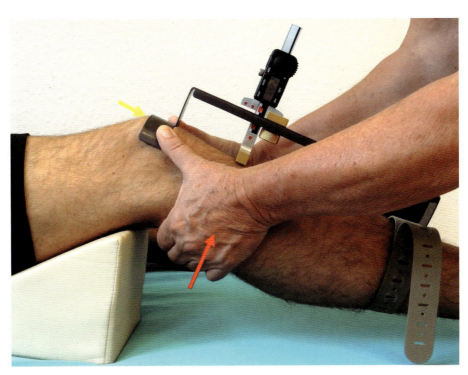

第11章 前交叉韧带重建术后康复，重返运动和预防

本章描述前交叉韧带（ACL）重建术后的康复。结合所有的固定方式：标准，翻修后，骨质疏松性骨固定，翻修后愈合的问题。生物力学知识是术后早期和后续随访等治疗的基础。

个体特征必须要考虑到。被证明有效和科学的方法是容易被接受的。综合专业运动员和偶尔运动人群的经验，提出并讨论了重返运动或比赛的检测方法和特殊技术项目。康复从基础运动开始，也是预防计划的组成部分。无论是从国民经济、个人生活质量、单位成本或保险等许多角度来看，预防都是当今的一个关键问题。这也再次印证了"预防第一"的要求。

11.1 前交叉韧带的生物力学及康复训练的总结

膝关节运动的主要核心是股骨与胫骨之间的滚动–滑动运动。然而，由于在主要的矢状面上由自动旋转和任意旋转引起的屈伸运动叠加在一起，使得在单个运动阶段中滚动和滑动混合的程度变得更加困难。关键韧带是膝关节的重要稳定器，决定了膝关节屈曲的滚动–滑动机制[1]。股骨和胫骨形成一个连接棒系统，其中骨头类似板，韧带类似弦。当板彼此围绕移动时，弦不会因为有限的弹性而改变长度。这对术后前几周很重要，因为这表明ACL的张力并不一定会随着膝关节屈曲运动而增加，即使在胫骨前移的情况下。胫骨的前移通过将ACL的附丽点移位向股骨下方从而得到补偿。该运动模式得到了生物力学数据的支持，表明前交叉韧带的延长损伤从膝关节过伸时的2.5%下降至在屈曲40°时的–0.5%，然后上升到膝关节屈曲90°时的1%。由于要限制胫骨前移和诱导旋转14°在最后20°的延伸，前交叉韧带完全伸直时张力会升高。因要限制股骨在胫骨斜坡上的后滚，所以膝关节屈曲时超过40°时前交叉韧带张力也是增加的。如果膝关节屈曲超过90° ACL延长率大于1%[2]。ACL重建后检查的活动范围（ROM）通常限制在0°～0°～90°。

前交叉韧带所受到的应力高度依赖于肌肉的激活。在膝关节屈曲20°～40°时，股四头肌最大的激活会导致前抽屉试验增加约2.5%，例如，4500N即可导致膝关节屈曲20°时的前交叉韧带损伤[3]。高力矩可以通过髌骨的长杠杆力臂在这个位置产生。为了减少前交叉韧带延长的杠杆和风险，可将ROM设置为膝关节屈曲60°～90°，并将衬垫放置在胫骨近端[4-6]。然而，在髋部为主的下蹲训练中，即使股四头肌在工作，前交叉韧带的张力也很低，这是因为腘绳肌，特别是膝关节

G. Felmet, *Press-Fit Fixation of the Knee Ligaments*, https://doi.org/10.1007/978-3-031-11906-4_11

屈曲15°～80°，会将胫骨向后拉，减少前抽屉效应[7-9]。有研究表明，在最大负荷下下蹲（28N）时，前交叉韧带的应力仅为无阻力膝伸（396N）时的1/10[10]。

其次，前交叉韧带所受到的应力会受到内外旋的影响。与单独任何一种机制相比，内旋位前抽屉会对ACL产生更高的负荷，比如外旋可解除ACL束间的缠绕[11]。低膝关节屈曲角度向内旋转导致异常高的前交叉韧带应力，这在滑雪事故中前交叉韧带撕裂很常见[12]。在足球运动中，防滑鞋造成高内旋力矩，从而导致前交叉韧带撕裂[13-14]。足部的畸形，如过度旋前畸形，被认为会导致胫骨内旋从而增加前交叉韧带损伤的风险[15-17]。

导致前交叉韧带应力升高的第三个因素是动态外翻。通常在这个动作中，髋关节内收，股骨内旋，膝关节外展、胫骨内旋，然后足过度旋前就发生了[18]。但是一些研究显示外翻可随外旋而发生[19]。就个体而言，膝关节外展角度大于正常人群8°，就会产生比正常人群膝关节外展力矩的2.5倍的应力，有发生前交叉韧带损伤的风险[20]。在另一项研究中，Myer等发现，如果膝关节外展力矩超过25.3Nm，后续ACL损伤的风险增加17倍，即从0.4%增加到6.8%[21]。模型表明，在0～10Nm和40Nm以上，ACL张力增加幅度较浅，但在10～40Nm则非常陡峭[22]。这可以解释为什么下肢力线的微小变化可以决定前交叉韧带是否撕裂。此外，外翻通常与前抽屉合并出现，这是由股四头肌活动和胫股关节压力引起的，或者是由滑雪板扭曲引起胫骨内旋引起的[13]。

11.2　生物学与生理学

了解生物和生理过程对于理解肌肉和肌腱的愈合、修复和再生是很重要的。运动和治疗的选择是根据这个因果关系进行调整的[23-25]（表11.1）。

表11.1　创伤和手术后生理过程概述。肌腱的重塑和成熟比肌肉需要更长的时间

炎症阶段	
损害/事件	血液流动的血管立即收缩以减轻疼痛和肿胀
24～48h以后	血管扩张和组织增生。炎症反应。不建议使用冰敷因为它通过减少淋巴流动、抑制增殖和愈合细胞的互相作用。同样的规则也适用于消炎药。冰敷有麻木作用效果和应该只使用短时间的疼痛缓解

增殖阶段	
5天	Ⅲ型胶原蛋白产生，并将随着时间的推移转化为Ⅰ型胶原。Ⅲ型纤维的重建和定向转化取决于运动和负重的应力。这就是为什么允许全ROM运动和负重是如此重要，以保证良好组织和瘢痕的愈合

重构/成熟	
3周	Ⅲ型胶原转化为Ⅰ型，恢复ROM、本体感觉和细胞间的联系，均利于良好愈合。恢复组织的生物力学特性。形成交联以获得更大的刚度。这一过程是由全幅度的运动范围为其终点。300～500天的康复直到组织恢复原来的功能

ROM运动范围

11.3　康复

高达60%的前交叉韧带重建患者恢复了原来的运动水平[26-27]，但只有44%的患者能重返竞技运动[28-29]。前交叉韧带的再损伤率为0～9%，对侧为7%～24%[30]。术后的6个月，当许多患者重返运动时，运动员的肢体对称指数在不同的运动项目中仍然低于90%。然而，不仅仅是功能表现不良，而且运动质量也较差[31]。大多数患者需要2年才能使差异低于5%[32]。

考虑到受累腿较低的功能表现，甚至在受伤前就倾向于危险的、易受伤的运动模式，这就是为什么很多运动员会再次受伤的原因[18]。这表明了重建后合理康复的重要性。负荷和肌腱张力刺激胶原合成的"重塑和成熟"[33]，结构的改

变[34]。整合和肌腱适应需要对肌腱和肌肉进行合理剂量的刺激[35-36]。

11.3.1　嵌压固定手术方案A和方案B后的前交叉韧带重建整体指南

为了简化康复过程，对所有嵌压固定前交叉韧带手术的康复进行概述，区分方案A和方案B。方案A从手术后第一天开始允许完全伸直。患者和康复师迅速开始主动的运动。创伤后和手术后，股内侧肌通常难以激活。Jendrassik手法是一种强化方法，可以帮助启动股内侧肌活动[37-39]（图11.1）。因此，神经肌肉电刺激等外部支持有助于防止股四头肌肌力的丧失[40]（图11.2）（表11.2A）。方案B的限制伸展期限为2~4周，佩戴支具（24h/d）时间取决于不可靠的移植物固定（如骨质疏松症）或合并其他韧带、关节囊或骨软骨病变的损伤。协同收缩练习建议将股四头肌与坐骨肌（腘绳肌）联合训练（图11.1）（表11.2B）。在这个早期的限制阶段之后方案B再转换为方案A。创伤后使用外周定量计算机断层扫描（CT）测量前交叉韧带断裂后前3个月胫骨近

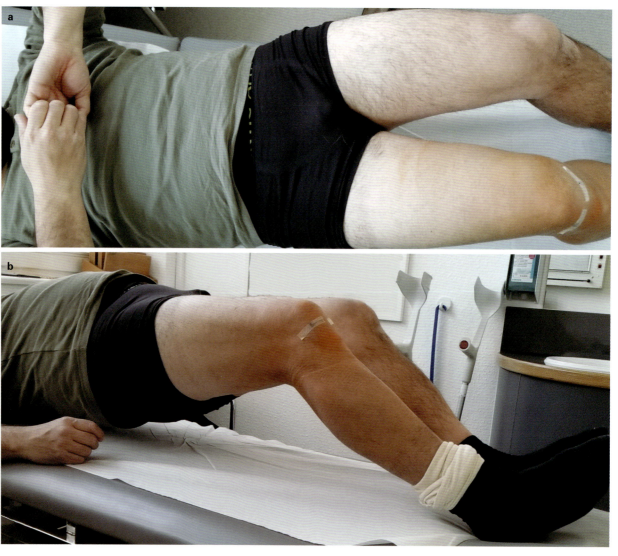

图11.1　Jendrasik手法是一种强化方法，可以帮助启动股内侧肌活动[37-38]（**a**）。建议在提臀时进行股四头肌与坐骨肌（腘绳肌）的等长收缩和协同收缩练习（**b**）

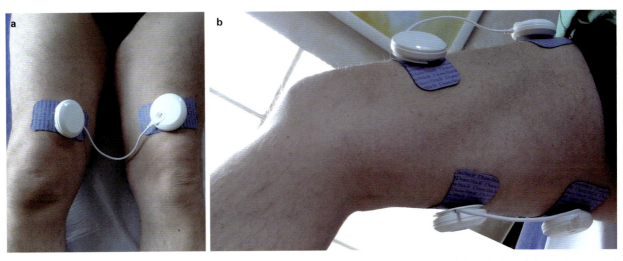

图11.2　神经肌肉电刺激对抗股四头肌的丧失[40]。正极和负极可以双侧使用，先刺激损伤侧后刺激健康侧（**a**）。股四头肌和坐骨肌可以同时刺激（**b**）

表11.2　（A）康复方案被简化为应用于所有嵌压固定的前交叉韧带（ACL）：分为方案A和方案B。（A）方案A允许术后第一天完全屈伸膝关节。患者和康复师开始快速的主/被动训练。（B）方案B为至少在2～4周内在膝关节支具下限制膝关节的屈伸活动（每天24h）。比如骨质疏松的前交叉韧带重建术后的标准康复方案在腱骨完全愈合前应该如此进行。膝关节屈曲活动时应同时锻炼股四头肌和腘绳肌（图11.1）

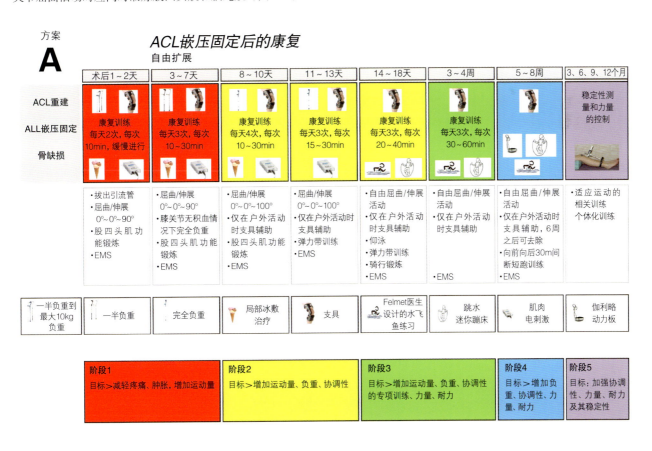

表11.2（续）

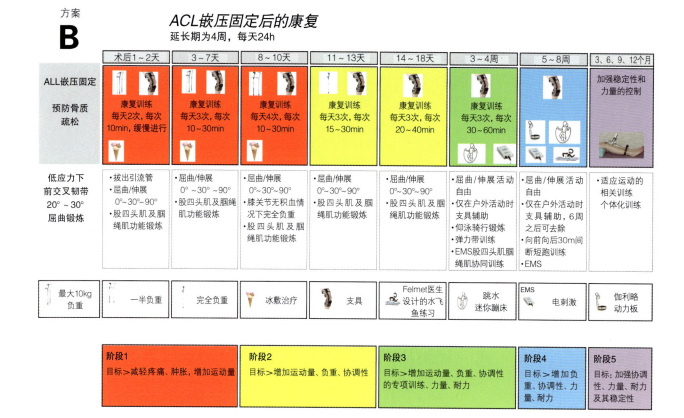

端骨密度丢失达12%（个别病例高达25%）[41]。本体感觉振动训练可以增强股四头肌和股内侧肌肌力，以防止进一步的骨质流失[42]。在完成早期愈合后，可以早期跳绳和数组20～30m（5个间隔冲刺）的短间歇冲刺和在水深为膝关节至臀部深度的水中进行训练[43]（图11.3）。推荐使用患侧的腿进行自由泳。

11.3.2　术后最初的几天

11.3.2.1　滑动康复

在ACL重建后的最初几天，允许休息和无痛范围内活动。休息对膝关节的消肿和进一步抗炎很重要。运动促进组织生长，诱发生物电过程，促进细胞生长，对瘢痕组织有积极作用[44]。因此，足跟滑动是术后头几周最重要的运动之一，直到恢复规定的活动范围。制动时间过长会导致功能和生理障碍，例如，导致膝关节伸直受限[44]。该并发症是ACL重建后最常见的问题之一[45]。每天练习6～8次，3组10～15次重复（图11.4）。

一种方法是针对膝关节伸直，特别是在站立时使用受累肢体低负重进行膝关节伸直训练（图11.5）。

11.3.2.2　重量转移训练

为了开始功能和力量训练，需尽快增加负重。应从术后前两天开始15～20kg的低负重，每天每2～3h进行1次增加负重的训练。到3～7天增加到体重的50%，术后第二周可完全负重训练。一般来说，患者可以负重直到出现疼痛为止。锻炼应每天做6～8次，每次45～60s，每次3组（图11.6）。

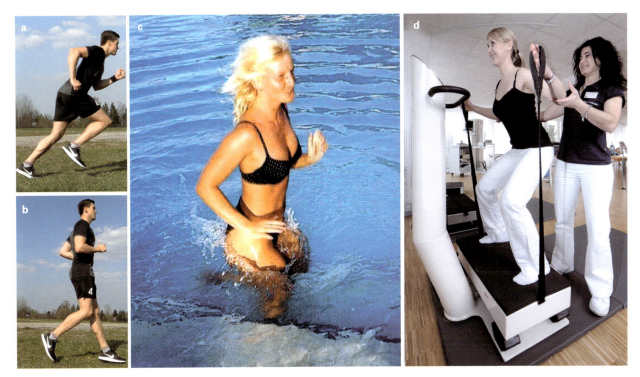

图11.3 轻跳：向前短跑（锻炼股四头肌）（**a**），向后跑（更多锻炼腘绳肌）（**b**），还可以在早期康复锻炼结束后进行水中训练（水深为膝关节至臀部的深度）。水中的阻力像支具一样具有一定的稳定性（**c**）[43]。本体振动感知训练可以增强股四头肌（包括股内侧肌）的力量并减少骨量的丢失（**d**）[42]

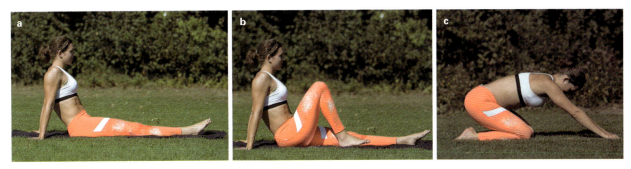

图11.4 膝关节运动训练。1. 滑移训练：尽可能的伸直膝关节，可以让膝关节接近地面以获得完全的伸直（**a**）。如果活动度受限应使用支具。尽可能在无痛的情况下屈曲膝关节（**b**）。不过要注意：膝关节的活动度第一周限制在90°，第2及第3周限制在140°。2. 利用跪姿可以获得膝关节完全的屈曲度（**c**）

11.3.2.3 股四头肌收缩训练

很多患者在前交叉韧带损伤或者术后会因负反馈机制出现股四头肌收缩障碍[46-47]。股四头肌的自主收缩训练应每小时1次。首先对健侧进行等长收缩训练，并采用Jendrassik强化训练法训练[37-38]（图11.1a）。在方案B中，等长训练如股四头肌和腘绳肌的协同同时收缩是非常有帮助的，可以

进行提臀或者进行支撑脚屈膝训练（图11.16b，图11.6）。神经肌肉电刺激有助于防止股四头肌的萎缩。在康复后期，正极（＋）和负极（－）可以并排使用，先刺激患侧，然后刺激健侧（**a**）。股四头肌和腘绳肌可以同时进行刺激训练[40]（图11.2）。

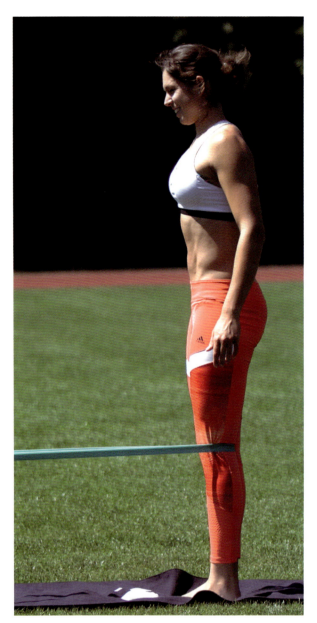

图11.5 站立时抗阻力伸膝采用阻力带加强膝关节的伸直。训练时必须将膝关节完全伸直

11.3.3 术后3~7天

小幅度蹲起训练

小幅度蹲起训练应该尽早开始。蹲起是双腿跳、单腿深蹲和功能运动等渐进训练的重要基础[48-49]。正如生物力学（第11.2节）所述，蹲起运动对前交叉韧带的压力较低[7]。膝关节的活动度取决于术后的组织粘连情况及疼痛程度。

建议速度应慢，以减轻压力；开始时，离心收缩3~5s之后保持1s，然后向心收缩1s[44]。尤其是离心收缩，可以更快的增加股四头肌的力量和更优的疗效[50-51]。以下的方面应该重视：

1. 运动姿势——双脚与肩同宽，指向前方。双脚可轻微外旋。压力应平均分配在两腿之间和脚下。膝关节应位于脚中部的上方，并低于髋关节水平。膝关节绝不能内翻，背部应与小腿平行（图11.7）。
2. 半蹲应在3~4周后进行训练。如果没有髌骨或半月板问题，深蹲训练可在半蹲之后进行。建议进行适当的深蹲训练，以增强膝关节活动范围和肌肉控制能力，但这并不是必须的[52-53]。
3. 达到膝关节屈曲90°后可在自身承受的范围内增加负荷。

应进一步增强臀大肌、内收肌和髋关节外旋肌群的锻炼，以改善腿部力线[54-55]。此外，蹲训练还应包括双腿训练、如问候式、拱桥式、蚌壳式、侧卧臀部外展和提踵训练[56]。在最初的6周内应避免膝关节的伸展运动，因为这些运动会对前交叉韧带施加高应力[7]（图11.8）。

11.3.4 术后第2周

每日的训练应会逐渐增加膝关节负荷至完全负重，因此，重量转移训练应该每天做许多次。在摒弃拐杖之前，患者应能用患腿舒适地站立。功能性训练可以从单腿训练开始，如上下台阶、单腿负重和弓步。由于所有闭链运动都可以高度激活腘绳肌，因此前交叉韧带不会承受太大的负荷[57-58]。可在训练中加入弹力带，以增强阻力或通过牵引辅助运动。所有训练的重点都应聚焦下肢机械力线上。单腿蹲起（SLS）是康复训练中最重要的训练之一，应认真训练[59-60]。

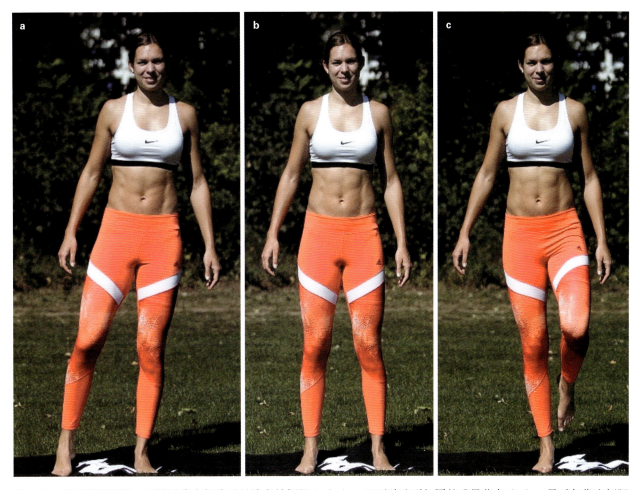

图11.6 重量转移训练。开始时将大部分重量放在健侧腿上（**a**），双下肢达到相同的重量分布（**b**），最后仅靠患侧腿站立（**c**）

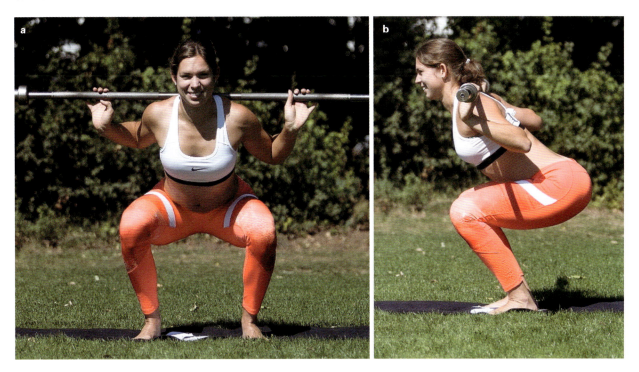

图11.7 训练姿势和蹲。脚、膝和髋部应在一条线上（**a**）。在蹲起训练中，应优先选择以髋关节为主的变化动作（**b**）

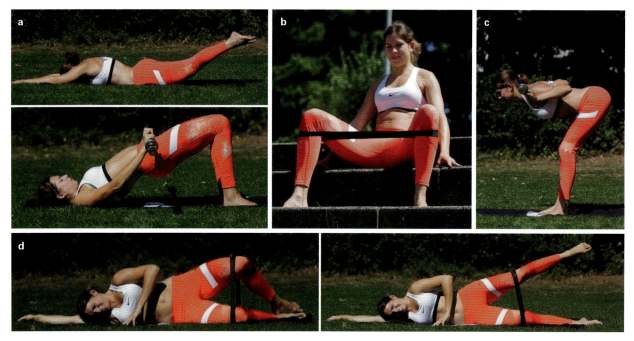

图11.8 早期前交叉韧带康复训练中主要以髋关节运动为主导，采用非负重锻炼和双腿训练：卧姿和拱桥式（**a**）、平坐同时45°髋关节外展和卧姿外展（**b**、**d**），问候式（**c**）

11.3.4.1 单腿蹲起

动态膝外翻是造成前交叉韧带损伤的最常见原因[18]。SLQ是有关恢复运动和预防损伤的重要筛查工具。SLQ与着地方式和奔跑模式的生物力学变化有关[60-62]。近一半的前交叉韧带患者在术后6个月的SLQ评估中表现不佳[31]。这些功能缺陷在跳跃测试中也很明显，并与重返运动场时产生的问题相关[63-65]。

SLQ的高级动作包括上/下台阶、分腿蹲起和保加利亚分腿蹲起。SLQ对控制膝关节在冠状面的运动非常重要（图11.9）。

11.3.4.2 核心训练

核心稳定性在预防损伤方面发挥着重要作用，因为薄弱的核心无法承受四肢产生的力量。因此，肢体协调差受伤的风险也会增加[66-67]。

建议对下腹部肌肉进行锻炼，如骨盆上提和俄罗斯式扭转，以稳定下腹部核心，增强臀肌活跃度，从而减少下肢病变[68-69]。主要通过躯干倾斜、骨盆下沉和骨盆旋转来评估跳跃和变线动作中的核心稳定性[66,70-71]（图11.10）。

11.3.4.3 稳定性训练

多项研究表明，在不平路面上进行稳定性训练有助于预防前交叉韧带损伤并提高运动能力[72-73]。稳定性训练可增强神经肌肉控制能力，Griffin将其定义为"在无意识的情况下激活关节周围的动态约束装置以响应感觉刺激"[74]。感知运动训练有助于改善正确的肌肉激活策略，并在之后的下地活动时产生良好的适应性[75-76]。前交叉韧带的损伤和手术重建均降低了关节和周围肌肉的感知运动能力，所以神经肌肉训练尤其重要[77]。

单腿训练中包括稳定性训练，不稳定的训练平台（如摇摆板、摇摆垫、BOSU球、松弛线、单杠、沙发垫、旧毛巾、瑜伽垫等）可能会加强稳定性训练。建议混合使用不同的训练工具，以产生不同的训练趣味（图11.9）。

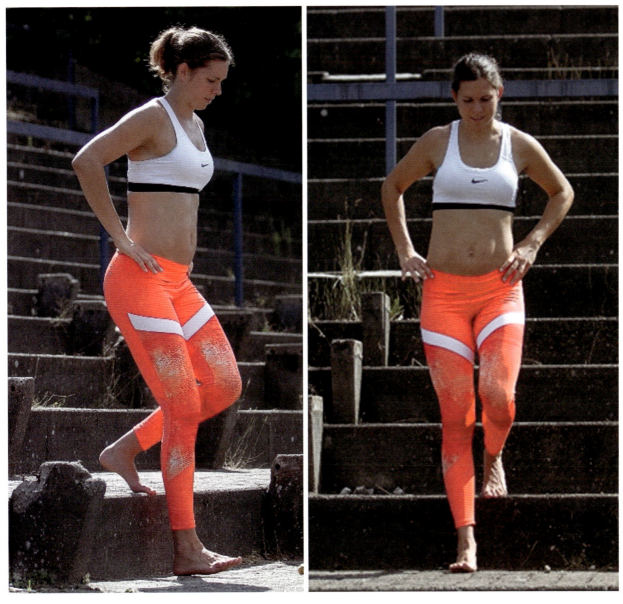

图11.9 单腿下楼梯：脚、膝和臀部形成一条线。上身垂直于地面，不得侧倾。髋关节与地面平行。膝关节可向前倾，以加强股四头肌的离心收缩（膝关节主导）；之后可加入髋关节主导训练，以训练髋关节控制能力

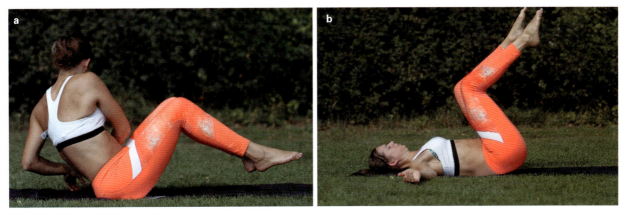

图11.10 躯干肌肉训练。从一侧转到另一侧，加强腹斜肌的肌肉活动（**a**）。从地面上抬起髋关节，训练下腹部肌肉（**b**）

11.3.4.4 自行车训练

在ACL完全重建后2～3周和愈合反应良好后4周左右可以开始骑自行车。由于膝关节活动度受限，存在很多的不确定性变化。可先以每分钟30圈的慢速骑行，最开始时是中等阻力，然后到高阻力。每分钟转数应从30～40～50圈稳步增加等[78]。

11.3.5 术后3～4周动态弓步训练

应将动态训练纳入训练，为跳跃和跑步训练做准备。利用前脚掌活动和低冲击训练可以为冲刺、切入和跳跃等快速训练做好准备[79]。它能增强肌肉的生理功能和协调性，减少肌肉拉伤。还可以利用弹力带增加训练的难度。

前足训练可包括（图11.9）：
1. 标准的ABC跑步训练。
2. 在楼梯上或踏步机上进行踏步训练（而不是跳跃训练）。
3. 协调性训练。

本体觉振动训练，如加速振动训练器，Galileo或类似装置，可以强化和肌肉力量[42]。"水下训练"是在40～90cm深的水中进行的动态训练。水的阻力能像支具一样稳定膝关节（图11.3）。可以减轻膝关节的疼痛，对股内侧肌也有积极的影响（图11.9）。开链运动中，自由泳、仰泳也是非常有效的训练项目。

一旦可以单腿站立，就可以开始静态弓步训练。动态弓步训练可在术后3～4周开始。更进一步的训练是弓步走（也逐渐增加负重）。为了训练腘绳肌的离心收缩，弓步时需将脚推向地面。这种对跳跃训练很重要，可帮助腘绳肌做好着地时离心收缩的准备。动态侧向弓步为侧跳动作做准备。训练强度应为每周2～3次，每组重复3～5次，逐渐增加至最大负荷，或重复6～8次以提高机体质量。效果取决于训练质量。一般3次或6次重复后就应停止训练。肌肉耐力已经耗尽（图

11.10，图11.11）。

11.3.6 术后5～8周：跳跃训练

跳跃能力和质量与前交叉韧带损伤的风险直接相关[20]。若未进行跳跃训练，则手术患者的功能评分甚至比未进行膝关节前交叉韧带重建的患者评分要差[63-64]。此外，评分异常的患者往往会出现疼痛、肿胀和打软腿（尤其是在娱乐活动中），并再次撕裂[65,80]。

大多数重返赛场时的标准涉多个对不同跳跃技能的测试[32]。跳跃训练的主要目标应该是恢复对称的力量，并对跳跃和着地时的力学进行平衡。从而使膝关节的外翻不再发生[63]。

双脚跳比单脚跳应更早开始。以最大速度（1次/s）为主要训练项目的蹲起训练可使肌肉更好的为更激烈的训练做好准备，应在跳跃训练前的3周开始。重量越轻，速度越快。2～3周的双脚跳后，单脚跳训练应该被提上日程[62]。

在2～3个月内，每周两次的跳跃运动应该被修订[81]。恢复阶段在爆发力训练后每72h做1次[82]。手术后2～3个月才开始进行跳跃训练的运动员可能需要2个月或更长时间才能恢复到健侧的70%左右。

许多运动员在跳跃时遇到困难、是因为感觉运动系统的缺失[83]。在落地时膝关节的反应总是比预期差，或者有奇怪的感觉，尤其是单脚跳时。表11.3列出了跳跃训练项目和具体流程。膝关节应防止发生动态外翻；髋关节和上半身的倾斜度应超过站立的肢体侧（表11.3，图11.11～图11.14）。

11.3.7 术后6～8周跑步技巧训练

在开始耐力和短跑训练之前，应通过跑步训练来解决跑步技巧问题。此外，运动员还应能用健侧腿完成70%的远距离跳跃，并且他/她应能完

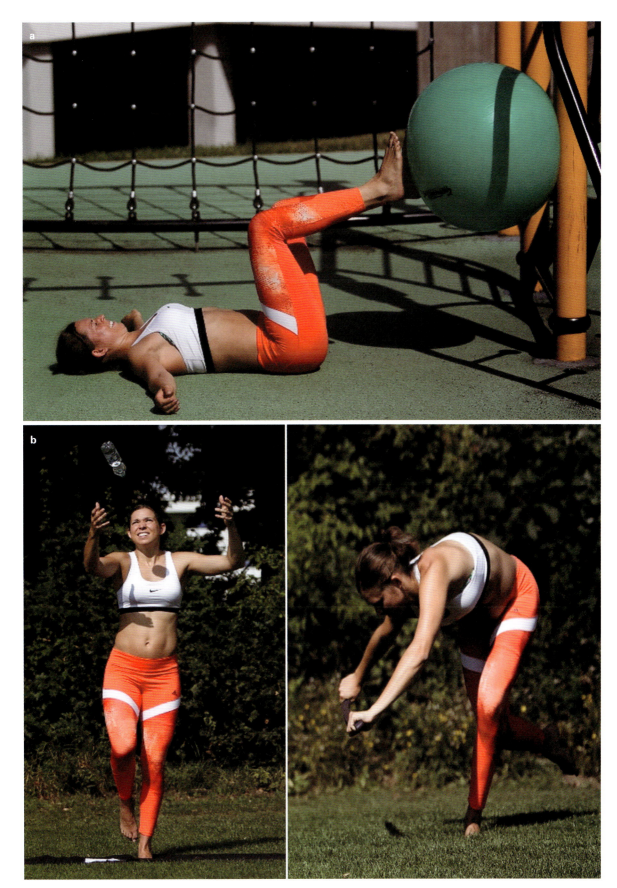

图11.11　稳定性训练使用Pezzi球进行卧姿（**a**）、单腿站立以及旋转单腿站立训练（**b**）

表11.3　跳跃训练

项目	执行方案	强度
双脚跳 运动标准：以最快速度蹲起（1次/s）		
最大速度蹲起	注意运动姿势 允许在每个动作之间稍作休息调整	重复6～8次 3～4组
双脚跳箱	从下蹲姿势开始，运动员跳到一个箱子上（例如30cm高）	
落地跳	从箱子起跳，运动员然后以蹲姿落地。下蹲姿势落地。这项训练的目的是消除对落地的恐惧，并在减速时控制腿部轴线	
蹲跳	运动员从下蹲姿势开始跳跃并以蹲姿落地	6～8次 3～4组
单脚跳 通常在开始双脚跳后2～3周开始		
单脚跳箱	从单腿站立开始，运动员跳到一个踏板上（高度通常为10cm即可；这也是大多数运动员在这一踏板上遇到的最大问题）	3～4次 2～3组
单脚落地跳	从10cm高处起跳，运动员落地时膝关节轻微弯曲，腿部轴线保持稳定，调整箱子的高度准备开始纵跳	3～4次 2～3组
单腿纵跳	单腿纵跳	3～4次 3组
前后跳	在训练中加入跳跃距离。在最初开始跳跃训练后的两个月内，运动员应达到健侧的70%。在3～4个月内应达到90%～100%	3～4次 3组
侧跳	目标是减少接触时间和增加每分钟的跳跃频次	
旋转跳跃	从旋转90°开始，增加到180°	

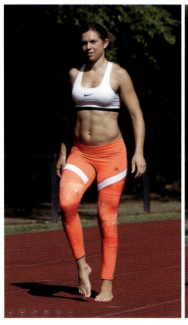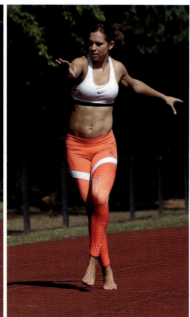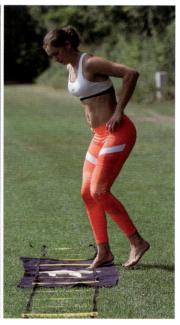

图11.12　前脚掌灵敏性训练

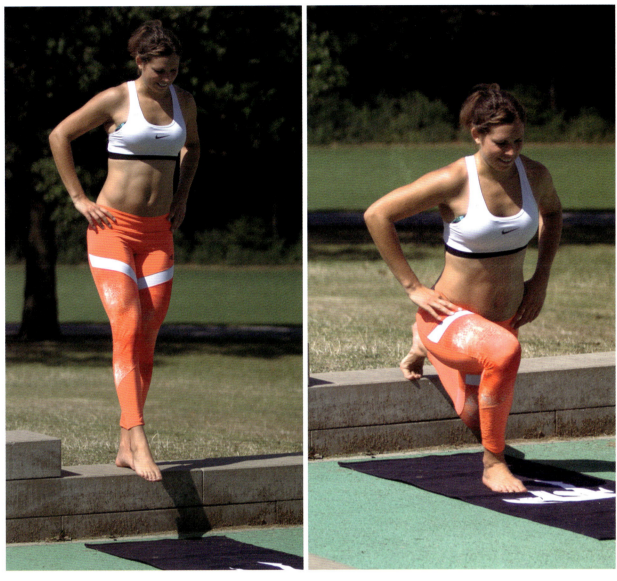

图11.13　动态弓步训练：训练离心力量，让膝关节能够承受更高的冲击力

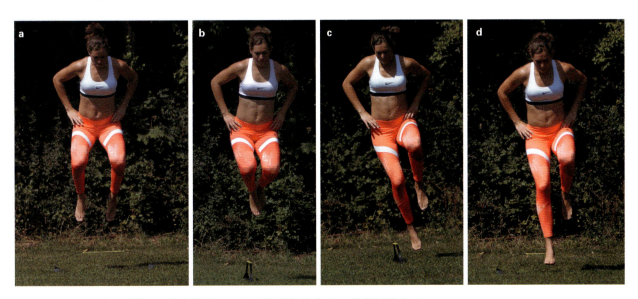

图11.14　跳跃：从运动位置双脚起跳（**a**、**b**），跳过障碍（**c**），单脚起跳（**d**）

全后伸[84]。跑步速度和距离应符合主观评估。最长100m的跑步不应引起疼痛。

11.3.8 术后3个月：短跑训练

跳跃和短距离冲刺可在3～4周后慢慢进行。术后2～3个月即可开始短跑训练。跑前肌肉拉伸和墙壁训练可用于评估肌肉的离心力量和速度表现。如果离心力量与向心力量相比太弱（＜+15%），运动员发生肌肉拉伤的风险就会更高[85]。此外，他/她应在用前脚掌跑步时感到舒适。

在刚开始时，应根据个人情况增加3～5次短跑。

11.3.9 术后4个月：切入运动

许多前交叉韧带损伤都是由于切入运动时突然发生膝关节动态外翻而造成的[18]。开始时，许多运动员倾向于将腿部向外推，以减少切入时的

表11.4 Shuffe跳训练

Shuffe跳	
侧滑步和停止1步/2步/3步	运动员从原地开始向侧方向移动1步/2步/3步，然后返回原地
原地切入	运动员原地切入
侧滑步+切入	运动员从原地开始做1个或2个侧滑步，再次切入
跑和Shuffe跳训练	朝一个方向跑3～5m，然后返回原地
跑+切入	朝一个方向跑3～5m，然后切入

负荷。

SLQ：研究表明，SLQ的生物力学与切入之间存在中度到高度的相关性[60]。

动态外侧向弓步：动态外侧向弓步是切入运动的基本动作。如果运动员在这一训练中不愿意对腿部施加负荷，或许就会陷入膝外翻状态，则说明他/她还没有准备好进行切入动作训练。

侧跳：侧跳时应毫不犹豫，患者应感到腿部安全。他/她的LSI评估应大于70%（表11.4，图11.14）。Shuffes跳也应该整合进来（图11.15）。

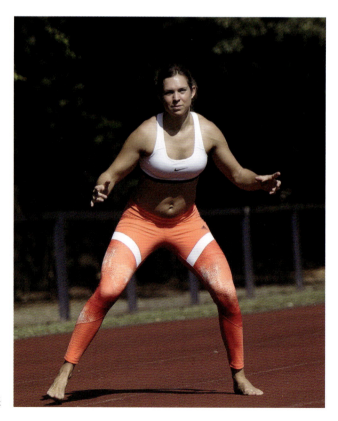

图11.15 Shuffe跳训练

11.3.10　5个月：慢跑训练

从慢跑开始，这些测试有助于准确确定运动员准备状态：

- 单脚跳，负重约为对侧肢体重量的70%[60,84]。

- 从38cm高的箱子上跳下测试，单腿以正确的轴线姿势稳定着地（图11.16A）。

- 双腿同时外展跳下用以激活臀肌功能，着地时双膝关节不得呈外翻式（图11.16B）。

A

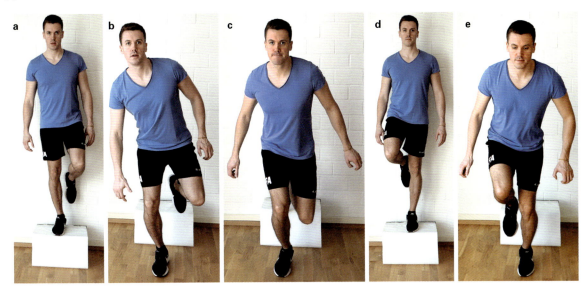

B

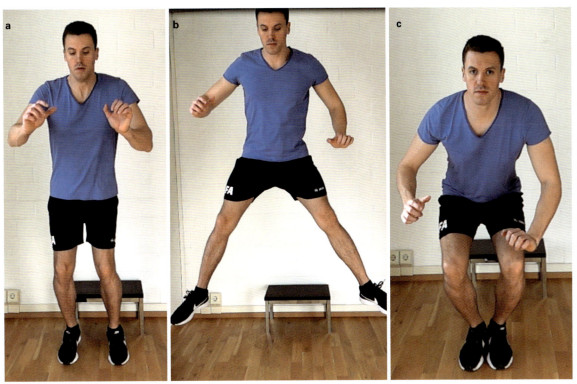

图11.16　**A.** 单腿从台阶（a、d）上跳下测试，不稳定的着地姿势为内翻（b）、外翻（c）和伸直位着地（e）。目的是防止外翻（c），内翻（b）或伸直位（e）着地。**B.** 跳起（a）并外展（b），两侧弓腿着地（c）；之后，作为预防交叉训练单腿着地。对单脚跳测试失败是有帮助的

- 坐骨肌测试应为B型（第3章）。
- 股内侧肌测试应为B型（第3章）。

后足跟跑法使得前交叉韧带承受很大的张力，而膝关节屈曲活动瞬间会将胫骨推向前方。所以建议采用前脚掌跑法，以减少长距离跑步对十字韧带的损伤，并更安全的运动[86]。

训练强度不同：

1. 以1km/6min的低速进行100m跑。速度根据跑动表现和乳酸生成量决定。腿轴应保持稳定；跑步模式应顺畅且无跛行。运动员不应气喘吁吁，应能呼吸顺畅。中间休息时间应为30～60s。刚开始时，5～6次的奔跑频率就足够了。如果膝关节没有问题，肌肉也没有过负荷训练，每天的训练量可以增加。

2. 可结合慢跑。

3. 在中期阶段，1～3min的短间歇训练在增强基本耐力方面比长跑更有效。训练量应在2～3组左右，每次训练可增加训练量[44,87-88]。

11.3.11　5～6个月：专项运动训练

运动专项技能是通过让运动员接触其运动项目的具体要求而逐渐形成的。训练应从闭链技能练习发展到开链技能练习[89]。在第一阶段，可能从低强度的运球、滑冰或球拍操作开始。第二阶段强度增加，也包括计划中运动方向的变化。在第三阶段，训练无氧耐力和意外情况的应对。在最后一个阶段，运动员要增加与竞争对手的身体接触[90]。在所有阶段，都应注重正确的落地和切入变向动作。过头投掷、意外变向、疲劳和与对手的身体接触等复杂动作会导致更危险的受伤机制[91-97]。

在这一阶段，运动专项训练对于稳定神经肌肉能力和心理准备至关重要。韧带上的机械感受器的缺失会导致初级感觉皮层和伽马–运动神经元反馈回路的反射潜伏期延长。运动皮层需要更多的输入，这可能会需要感觉–运动神经系统的补偿，如在运动计划中增加视觉反馈和空间意识。高度竞技技能需要针对个人运动专项进行强化训练，以恢复原有竞技能力[98]。

11.3.12　重返赛场

确定重返运动场的时间点是一个难题，文献中对此进行了广泛讨论。

近年来，由于前交叉韧带术后再次断裂率较高，人们对重返运动场的兴趣日益浓厚。从基于移植物时间的标准转向功能测试，产生了一系列测试程序[99]。

目前的测试可分为3类：

1. 力量、本体感觉和动作质量的基本测试
2. 动态练习、反应、速度和动作质量的基本测试
3. 专项运动测试

决策应基于这3个类别的测试。测试从基本动作到复杂动作，以适应特定运动的需要。下蹲和弓步是几乎所有运动项目中的常见动作，如双腿网边着陆或切入变向动作，也可以在实验室控制下与参考值进行比较[91,100-101]（表11.5）。

动态测试在表演和运动方面有所不同。篮球运动员一般比足球运动员跳得高。足球运动员可能会比排球运动员更快地进行敏捷性测试，以躲避对手（图11.17）。不同的运动对确定个人的恢复时间点有不同的标准。测试有助于降低再受伤率，最高可达84%，是一种重要的筛选工具。尽管它们不能预防每一次前交叉韧带损伤，但可以预防大部分损伤[102-104]。因此，许多研究人员建议与对侧进行成绩比较，如肢体对称指数（LSI）[103]。非受伤侧往往也会因为受伤而丧失运动能力。因此，在受伤前将受伤侧与非受伤侧进行比较可增加对前交叉韧带二次受伤的预测[105]。

常见的测试包括落地跳、侧跳、跳远、跑或跳某个图形，如十字形或八字形（表11.5）。这7项测试称为膝关节桑迪运动恢复测试（K-STARTS），用于促进前交叉韧带重建后运

表11.5　灵活性训练示例

训练	强度		
灵活性训练			
足踝绕圈活动	10次		
90°/90°	10次	脚跟坐	10次
扭麻花运动	10次	蝎子摆尾运动	10次
动作准备			
热身拉伸运动	4次	倒立行走	4次
后弓步外旋	4次	斜板支撑	30s
后交叉弓步	单腿各6次	单腿站立	30s
迷你髋关节AR带下侧向走	各10次	迷你带侧向走	各10次
爬跑	2s×5s		
增强训练			
直线障碍双腿跳（高度18cm）	单腿 各5次	直线障碍单腿跳（高度12cm）	单腿各5次
侧向跳（高度12cm）	单腿 各5次	45°旋转跳	单腿各5次
运动技能			
面墙训练	5组	原地直线跳	8s
起跑冲刺	2组，每组10次	踝跳	5m
直腿变向	5m	直腿跳	5m
力量训练			
北欧式腘绳肌屈曲训练	5次	双人蹲	8次
单腿硬拉	各8次	俯卧撑	8次

动的恢复[106]。

应将力量、协调、功能性运动和基本神经肌肉控制等生物力学参数结合起来[107]。决策、时间下的反应、疲劳状态下的表现以及与对手接触时的动作改变，都显示出对中枢神经系统的高度影响，从而诱发损伤[83]。这可以通过简单的游戏来模仿，如石头剪子布；运动员需要对视觉提示做出反应，如一个带有某种颜色的锥帽，并跑向地上带有相同颜色的锥帽。速度灵敏训练区域是一种传统的生物力学测试工具，用于测试变向时的反应时间和切入运动时地面反作用力（图11.17）。其他测试和课程是利用带有光学和声学传感器的技术设备进行的，这些传感器可以推动

或触碰和改变运动方向。

确定有利或不利运动的置信区间，其覆盖率为95%，错误率仅为5%。即使运动员具有前交叉韧带损伤的高危因素，但前交叉韧带不一定会撕裂[108]。只有少数研究对不同运动的参考值进行了检查。尽管大多数筛查工具（2D相机、3D惯性测量单元或Vicon 3D）之间有很强的相关性，但它们对相同的运动产生不同的数值，这使得比较结果变得更为困难[109-111]。

尽管目前没有明确的参考文献来研究特定运动的动作，但那些测试结果表明，运动中的生物力学参数在技术上具有可重复性[95]。同样，利用高技术装置获取了扣球跳和拦网跳等排球特

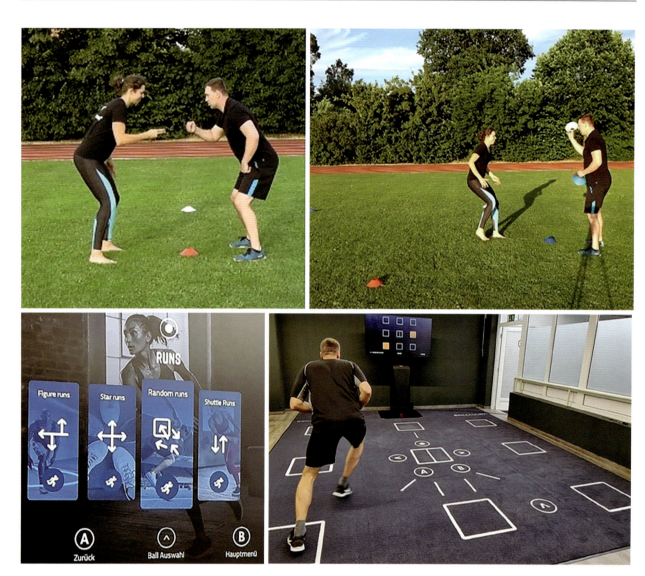

图11.17 包括不同运动项目在内的敏捷性、反应和个人技能训练与测试。这里只列举少量技术设备和一个带有计算机程序和评估的技能球场

定任务（图11.18）。运动捕捉系统利用外部传感器（膝关节屈曲角度、躯干倾斜度、髋关节旋转等）有助于发现当前的运动缺陷[112-115]。功能性近红外光谱、经颅磁刺激（TMS）和脑电图（EEG）等技术的发展可能会让人们更深入地了解到损伤的神经系统的变化和适应情况[116]。一些研究利用脑电图和经颅磁刺激（TMS）对前交叉韧带损伤运动员的体感皮层和运动皮层神经可塑性进行了调查[117]。使用TMS实验得出结论，皮质下行通路的兴奋性降低，尤其是在皮质区域尤

为显著。需要更大的刺激才能激发下行皮质神经元，这种情况会导致运动控制能力下降。这些研究结果表明，从长远来看，对大脑皮层的研究有助于确定是否准备好重返运动场[118-119]。

心理准备和测试要结合起来[120-122]。研究表明恐惧可使前交叉韧带损伤率增加13倍以上[103,123]。康复期间较高的积极性可促进恢复到受伤前的体育活动[122]。紧张的社会领域包括家庭、朋友、同事、赞助商、训练和工作、设定目标以及与俱乐部、教练、球队之间的交涉、沟通。必须考虑到

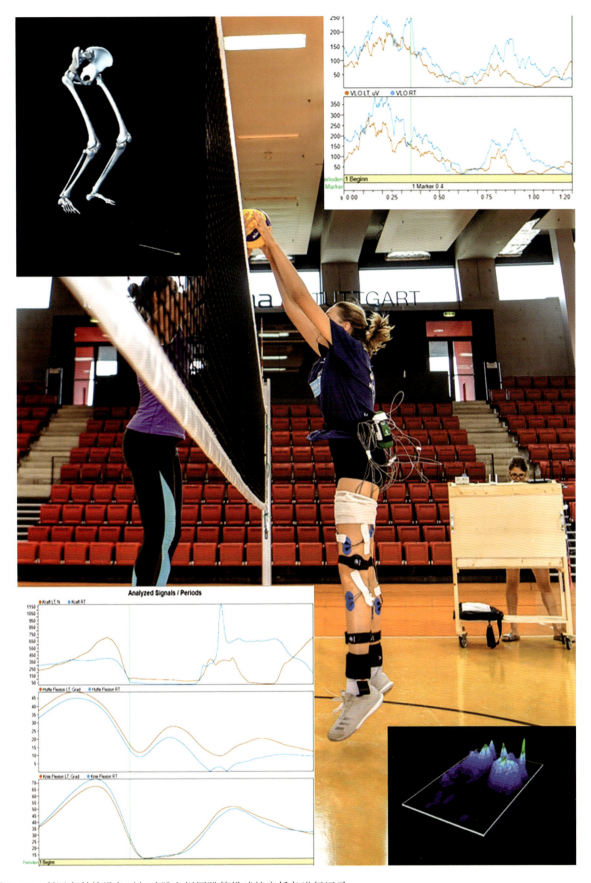

图11.18 利用高科技设备对扣球跳和拦网跳等排球特定任务进行记录

教练、运动员、动机和心态之间的社交复杂性[124]（图11.19）。这一系列问题显示了重返运动和比赛步骤的复杂性（图11.20）。

11.4　预防

11.4.1　预防计划的效果

有证据表明，预防计划对降低受伤率有积极作用。国际足联11+预防计划就有这种效果，该计划将足球运动中的受伤率降低了39%[125]。通过每天在不稳定表面上进行20min的训练可减少87%的伤害[126]。在挪威的一个干预小组中，跳跃训练和本体感觉训练相结合，受伤率降低了50%，运动成绩也有所提高[127]。该计划旨在改善平衡、下肢生物力学、肌肉激活、功能表现、力量和体能，以及降低着地冲击力。一个多项目的伤害预防训练计划至少应提供对运动技术的反馈：力量、爆发力、敏捷、平衡和柔韧性[128]。

11.4.2　示例：热身保护计划基本构成

热身计划各有不同。下面是一个例子，包括力量、爆发力、敏捷、平衡和柔韧性[128]。在跑步训练中可以激活神经肌肉通路，为高耐力或爆发力锻炼做好肌肉准备，刺激重要肌群，优化运动策略。热身计划可分为不同类别：

1. 灵活性练习：灵活性练习可提高动作质量，目的是通过从核心区到外周区的移动来改善ROM。

2. 动作准备：这些练习是拉伸和肌肉激活的结合。它们涉及快速和慢速动态运动，结合旋转或屈伸以达到最大ROM。迷你带和TheraBands弹力带可用于增加阻力和增强激活程度。

3. 爆发力模块：这些练习旨在通过提高伸长-缩短周期来增加力量、爆发力和速度。在热身计划中，重点是动作质量。应包括不同的跳跃练习，以覆盖广泛的动作范围。

4. 动作技能：这些练习通过将粗大动作模式分解

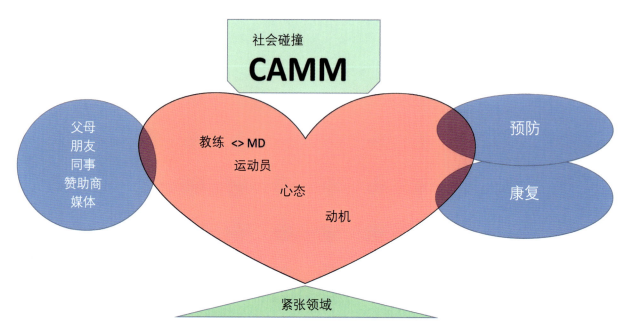

图11.19　父母、朋友、同事、赞助商、媒体、训练和工作、设定目标、与俱乐部、教练、球队、医生打交道等紧张的社会领域。必须考虑到教练、运动员、动机和心态之间的社交复杂性（CAMM）

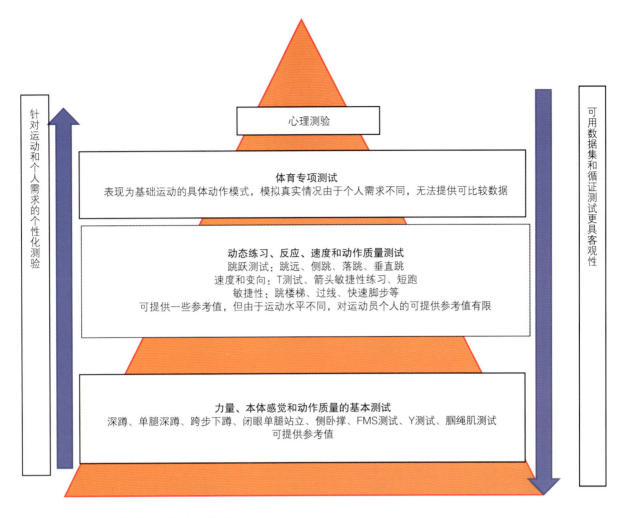

针对运动和个人需求的个性化测验

可用数据集和循证测试更具客观性

心理测验

体育专项测试
表现为基础运动的具体动作模式，模拟真实情况由于个人需求不同，无法提供可比较数据

动态练习、反应、速度和动作质量测试
跳跃测试：跳远、侧跳、落跳、垂直跳
速度和变向：T测试、箭头敏捷性练习、短跑
敏捷性：跳楼梯、过线、快速脚步等
可提供一些参考值，但由于运动水平不同，对运动员个人的可提供参考值有限

力量、本体感觉和动作质量的基本测试
深蹲、单腿深蹲、跨步下蹲、闭眼单腿站立、侧卧撑、FMS测试、Y测试、腘绳肌测试
可提供参考值

图11.20　决定重返运动场的测试和准备情况

为精细的、具体的、有区别的动作模式来提高动作质量。

5. 力量模块：最后一个模块的作用是增强某些肌肉群的强度和力量，如大腿肌肉（股四头肌和股内侧肌）、髋关节外展肌、伸肌和外旋肌。躯干稳定性练习对预防前交叉韧带损伤非常重要。

康复始于预防和巧妙的训练计划。教练是榜样和偶像，顶级运动员也是年轻人效仿的对象。一个令人喜欢的计划："预防为主"，会让这本书变得多余，就像其他书籍曾经经历过的一样。

互联网上已经建立了许多热闹的预防膝关节损伤的节目，就像减肥节目流行一样。这些计划应及早在年轻运动员[129-132]在校期间开始普及、实施，并在广播和电视等媒体上每天重复播放。但对于儿童来说，应尽可能晚地开始从事一项专业体育运动。孩子们应该在广泛的体育活动中尽情玩耍，找到自己的个性之路。只有你所做的才能使你成功。

致谢：在此感谢德国斯图加特大学博士生、科学助理Christina Frese提供的训练实例、图片和讨论支持。